U0346448

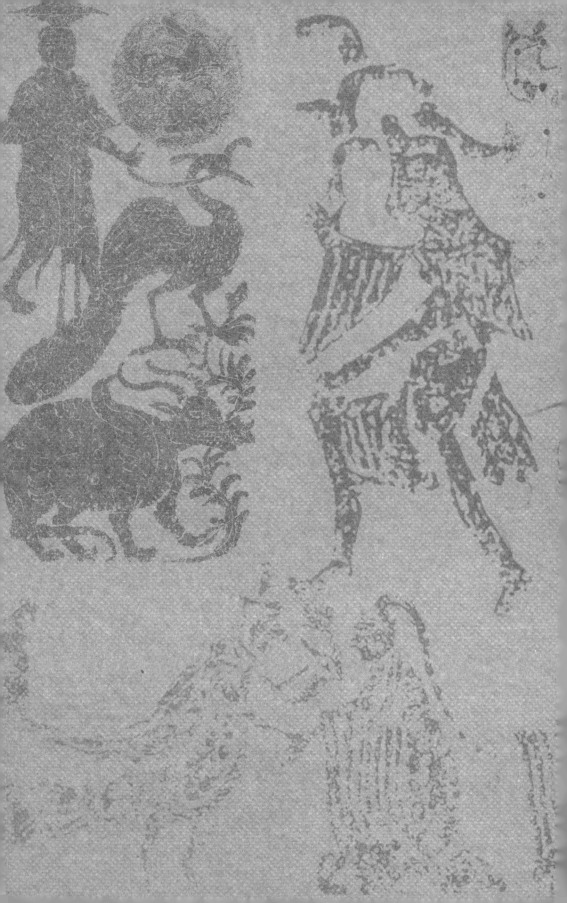

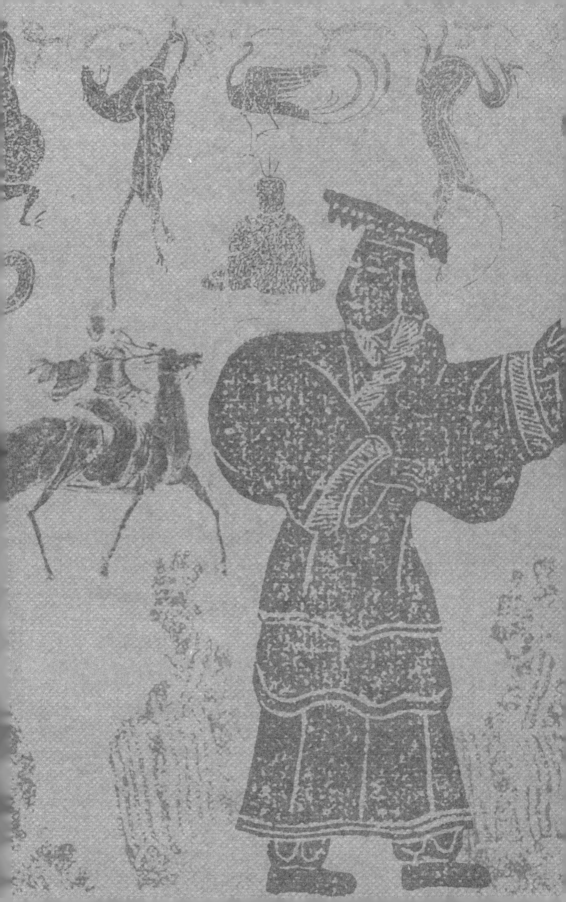

中国古医籍整理丛书

解 围 元 薮

明·沈之问 撰

陈丽云 胡 蓉 校注

中国中医药出版社

·北 京·

图书在版编目（CIP）数据

解围元薮/（明）沈之问撰；陈丽云，胡蓉校注.
—北京：中国中医药出版社，2015.12
　（中国古医籍整理丛书）
　ISBN 978 - 7 - 5132 - 2997 - 5

　Ⅰ.①解…　Ⅱ.①沈…　②陈…　③胡…　Ⅲ.①麻风—
中医治疗学—中国—明代　Ⅳ.①R275.2

中国版本图书馆 CIP 数据核字（2015）第 296154 号

中 国 中 医 药 出 版 社 出 版
北京市朝阳区北三环东路 28 号易亨大厦 16 层
邮政编码　100013
传真　010 64405750
三河市鑫金马印装有限公司印刷
各地新华书店经销
*
开本 710×1000　1/16　印张 11.75　字数 69 千字
2015 年 12 月第 1 版　2015 年 12 月第 1 次印刷
书　号　ISBN 978 - 7 - 5132 - 2997 - 5
*
定价　35.00 元
网址　www.cptcm.com

如有印装质量问题请与本社出版部调换
版权专有　侵权必究
社长热线　010 64405720
购书热线　010 64065415　010 64065413
微信服务号　zgzyycbs
书店网址　csln. net/qksd/
官方微博　http://e. weibo. com/cptcm
淘宝天猫网址　http://zgzyycbs. tmall. com

国家中医药管理局
中医药古籍保护与利用能力建设项目
组织工作委员会

主 任 委 员 王国强

副 主 任 委 员 王志勇　李大宁

执 行 主 任 委 员 曹洪欣　苏钢强　王国辰　欧阳兵

执行副主任委员 李　昱　武　东　李秀明　张成博

委　　　　员

各省市项目组分管领导和主要专家

（山东省）武继彪　欧阳兵　张成博　贾青顺

（江苏省）吴勉华　周仲瑛　段金廒　胡　烈

（上海市）张怀琼　季　光　严世芸　段逸山

（福建省）阮诗玮　陈立典　李灿东　纪立金

（浙江省）徐伟伟　范永升　柴可群　盛增秀

（陕西省）黄立勋　呼　燕　魏少阳　苏荣彪

（河南省）夏祖昌　刘文第　韩新峰　许敬生

（辽宁省）杨关林　康廷国　石　岩　李德新

（四川省）杨殿兴　梁繁荣　余曙光　张　毅

各项目组负责人

王振国（山东省）　王旭东（江苏省）　张如青（上海市）

李灿东（福建省）　陈勇毅（浙江省）　焦振廉（陕西省）

蔡永敏（河南省）　鞠宝兆（辽宁省）　和中浚（四川省）

项目专家组

顾　问　马继兴　张灿玾　李经纬

组　长　余瀛鳌

成　员　李致忠　钱超尘　段逸山　严世芸　鲁兆麟
　　　　郑金生　林端宜　欧阳兵　高文柱　柳长华
　　　　王振国　王旭东　崔　蒙　严季澜　黄龙祥
　　　　陈勇毅　张志清

项目办公室（组织工作委员会办公室）

主　任　王振国　王思成

副主任　王振宇　刘群峰　陈榕虎　杨振宁　朱毓梅
　　　　刘更生　华中健

成　员　陈丽娜　邱　岳　王　庆　王　鹏　王春燕
　　　　郭瑞华　宋咏梅　周　扬　范　磊　张永泰
　　　　罗海鹰　王　爽　王　捷　贺晓路　熊智波

秘　书　张丰聪

前 言

　　中医药古籍是传承中华优秀文化的重要载体，也是中医学传承数千年的知识宝库，凝聚着中华民族特有的精神价值、思维方法、生命理论和医疗经验，不仅对于传承中医学术具有重要的历史价值，更是现代中医药科技创新和学术进步的源头和根基。保护和利用好中医药古籍，是弘扬中国优秀传统文化、传承中医学术的必由之路，事关中医药事业发展全局。

　　1949年以来，在政府的大力支持和推动下，开展了系统的中医药古籍整理研究。1958年，国务院科学规划委员会古籍整理出版规划小组在北京成立，负责指导全国的古籍整理出版工作。1982年，国务院古籍整理出版规划小组召开全国古籍整理出版规划会议，制定了《古籍整理出版规划（1982—1990）》，卫生部先后下达了两批200余种中医古籍整理任务，掀起了中医古籍整理研究的新高潮，对中医文化与学术的弘扬、传承和发展，发挥了极其重要的作用，产生了不可估量的深远影响。

　　2007年《国务院办公厅关于进一步加强古籍保护工作的意见》明确提出进一步加强古籍整理、出版和研究利用，以及

"保护为主、抢救第一、合理利用、加强管理"的方针。2009年《国务院关于扶持和促进中医药事业发展的若干意见》指出，要"开展中医药古籍普查登记，建立综合信息数据库和珍贵古籍名录，加强整理、出版、研究和利用"。《中医药创新发展规划纲要（2006—2020）》强调继承与创新并重，推动中医药传承与创新发展。

2003～2010年，国家财政多次立项支持中国中医科学院开展针对性中医药古籍抢救保护工作，在中国中医科学院图书馆设立全国唯一的行业古籍保护中心，影印抢救濒危珍本、孤本中医古籍1640余种；整理发布《中国中医古籍总目》；遴选351种孤本收入《中医古籍孤本大全》影印出版；开展了海外中医古籍目录调研和孤本回归工作，收集了11个国家和2个地区137个图书馆的240余种书目，基本摸清流失海外的中医古籍现状，确定国内失传的中医药古籍共有220种，复制出版海外所藏中医药古籍133种。2010年，国家财政部、国家中医药管理局设立"中医药古籍保护与利用能力建设项目"，资助整理400余种中医药古籍，并着眼于加强中医药古籍保护和研究机构建设，培养中医古籍整理研究的后备人才，全面提高中医药古籍保护与利用能力。

在此，国家中医药管理局成立了中医药古籍保护和利用专家组和项目办公室，专家组负责项目指导、咨询、质量把关，项目办公室负责实施过程的统筹协调。专家组成员对古籍整理研究具有丰富的经验，有的专家从事古籍整理研究长达70余年，深知中医药古籍整理研究的重要性、艰巨性与复杂性，履行职责认真务实。专家组从书目确定、版本选择、点校、注释等各方面，为项目实施提供了强有力的专业指导。老一辈专家的学术水平和智慧，是项目成功的重要保证。项目承担单位山东中医药大学、南京中医药大学、上海中医药大学、福建中医药大学、浙江省中医药研究院、陕西省中医药研究院、河南省中医药研究院、辽宁中医药大学、成都中医药大学及所在省市中医药管理部门精心组织，充分发挥区域间互补协作的优势，并得到承担项目出版工作的中国中医药出版社大力配合，全面推进中医药古籍保护与利用网络体系的构建和人才队伍建设，使一批有志于中医学术传承与古籍整理工作的人才凝聚在一起，研究队伍日益壮大，研究水平不断提高。

本着"抢救、保护、发掘、利用"的理念，该项目重点选择近60年未曾出版的重要古医籍，综合考虑所选古籍的保护价值、学术价值和实用价值。400余种中医药古籍涵盖了医经、基础理论、诊法、伤寒金匮、温病、本草、方书、内科、外科、女科、儿科、伤科、眼科、咽喉口齿、针灸推拿、养生、医案医话医论、医史、临证综合等门类，跨越唐、宋、金元、明以迄清末。全部古籍均按照项目办公室组织完成的行业标准《中医古籍整理规范》及《中医药古籍整理细则》进行整理校注，绝大多数中医药古籍是第一次校注出版，一批孤本、稿本、抄本更是首次整理面世。对一些重要学术问题的研究成果，则集中收录于各书的"校注说明"或"校注后记"中。

"既出书又出人"是本项目追求的目标。近年来，中医药古籍整理工作形势严峻，老一辈逐渐退出，新一代普遍存在整理研究古籍的经验不足、专业思想不坚定等问题，使中医古籍整理面临人才流失严重、青黄不接的局面。通过本项目实施，搭建平台，完善机制，培养队伍，提升能力，经过近5年的建设，锻炼了一批优秀人才，老中青三代齐聚一堂，有效地稳定了研究队伍，为中医药古籍整理工作的开展和中医文化与学术的传承提供必备的知识和人才储备。

本项目的实施与《中国古医籍整理丛书》的出版，对于加强中医药古籍文献研究队伍建设、建立古籍研究平台，提高古籍整理水平均具有积极的推动作用，对弘扬我国优秀传统文化，推进中医药继承创新，进一步发挥中医药服务民众的养生保健与防病治病作用将产生深远影响。

第九届、第十届全国人大常委会副委员长许嘉璐先生，国家卫生计生委副主任、国家中医药管理局局长、中华中医药学会会长王国强先生，我国著名医史文献专家、中国中医科学院马继兴先生在百忙之中为丛书作序，我们深表敬意和感谢。

由于参与校注整理工作的人员较多，水平不一，诸多方面尚未臻完善，希望专家、读者不吝赐教。

国家中医药管理局中医药古籍保护与利用能力建设项目办公室
二〇一四年十二月

许 序

"中医"之名立，迄今不逾百年，所以冠以"中"字者，以别于"洋"与"西"也。慎思之，明辨之，斯名之出，无奈耳，或亦时人不甘泯没而特标其犹在之举也。

前此，祖传医术（今世方称为"学"）绵延数千载，救民无数；华夏屡遭时疫，皆仰之以度困厄。中华民族之未如印第安遭染殖民者所携疾病而族灭者，中医之功也。

医兴则国兴，国强则医强。百年运衰，岂但国土肢解，五千年文明亦不得全，非遭泯灭，即蒙冤扭曲。西方医学以其捷便速效，始则为传教之利器，继则以"科学"之冕畅行于中华。中医虽为内外所夹击，斥之为蒙昧，为伪医，然四亿同胞衣食不保，得获西医之益者甚寡，中医犹为人民之所赖。虽然，中国医学日益陵替，乃不可免，势使之然也。呜呼！覆巢之下安有完卵？

嗣后，国家新生，中医旋即得以重振，与西医并举，探寻结合之路。今也，中华诸多文化，自民俗、礼仪、工艺、戏曲、历史、文学，以至伦理、信仰，皆渐复起，中国医学之兴乃属必然。

迄今中医犹为国家医疗系统之辅,城市尤甚。何哉?盖一则西医赖声、光、电技术而于20世纪发展极速,中医则难见其进。二则国人惊羡西医之"立竿见影",遂以为其事事胜于中医。然西医已自觉将入绝境:其若干医法正负效应相若,甚或负远逾于正;研究医理者,渐知人乃一整体,心、身非如中世纪所认定为二对立物,且人体亦非宇宙之中心,仅为其一小单位,与宇宙万象万物息息相关。认识至此,其已向中国医学之理念"靠拢"矣,虽彼未必知中国医学何如也。唯其不知中国医理何如,纯由其实践而有所悟,益以证中国之认识人体不为伪,亦不为玄虚。然国人知此趋向者,几人?

国医欲再现宋明清高峰,成国中主流医学,则一须继承,一须创新。继承则必深研原典,激清汰浊,复吸纳西医及我藏、蒙、维、回、苗、彝诸民族医术之精华;创新之道,在于今之科技,既用其器,亦参照其道,反思己之医理,审问之,笃行之,深化之,普及之,于普及中认知人体及环境古今之异,以建成当代国医理论。欲达于斯境,或需百年欤?予恐西医既已醒悟,若加力吸收中医精粹,促中医西医深度结合,形成21世纪之新医学,届时"制高点"将在何方?国人于此转折之机,能不忧虑而奋力乎?

予所谓深研之原典,非指一二习见之书、千古权威之作;就医界整体言之,所传所承自应为医籍之全部。盖后世名医所著,乃其秉诸前人所述,总结终生行医用药经验所得,自当已成今世、后世之要籍。

盛世修典,信然。盖典籍得修,方可言传言承。虽前此50余载已启医籍整理、出版之役,惜旋即中辍。阅20载再兴整理、出版之潮,世所罕见之要籍千余部陆续问世,洋洋大观。

今复有"中医药古籍保护与利用能力建设"之工程，集九省市专家，历经五载，董理出版自唐迄清医籍，都400余种，凡中医之基础医理、伤寒、温病及各科诊治、医案医话、推拿本草，俱涵盖之。

噫！璐既知此，能不胜其悦乎？汇集刻印医籍，自古有之，然孰与今世之盛且精也！自今而后，中国医家及患者，得览斯典，当于前人益敬而畏之矣。中华民族之屡经灾难而益蕃，乃至未来之永续，端赖之也，自今以往岂可不后出转精乎？典籍既蜂出矣，余则有望于来者。

谨序。

第九届、十届全国人大常委会副委员长

许嘉璐

二〇一四年冬

王 序

中医学是中华民族在长期生产生活实践中，在与疾病作斗争中逐步形成并不断丰富发展的医学科学，是中国古代科学的瑰宝，为中华民族的繁衍昌盛作出了巨大贡献，对世界文明进步产生了积极影响。时至今日，中医学作为我国医学的特色和重要医药卫生资源，与西医学相互补充、相互促进、协调发展，共同担负着维护和促进人民健康的任务，已成为我国医药卫生事业的重要特征和显著优势。

中医药古籍在存世的中华古籍中占有相当重要的比重，不仅是中医学术传承数千年最为重要的知识载体，也是中医为中华民族繁衍昌盛发挥重要作用的历史见证。中医药典籍不仅承载着中医的学术经验，而且蕴含着中华民族优秀的思想文化，凝聚着中华民族的聪明智慧，是祖先留给我们的宝贵物质财富和精神财富。加强对中医药古籍的保护与利用，既是中医学发展的需要，也是传承中华文化的迫切要求，更是历史赋予我们的责任。

2010 年，国家中医药管理局启动了中医药古籍保护与利用能力建设项目。这既是传承中医药的重要工程，也是弘扬优秀民族文化的重要举措，不仅能够全面推进中医药的有效继承和创新发展，为维护人民健康做出贡献，也能够彰显中华民族的璀璨文化，为实现中华民族伟大复兴的中国梦作出贡献。

相信这项工作一定能造福当今，嘉惠后世，福泽绵长。

国家卫生与计划生育委员会副主任
国家中医药管理局局长
中华中医药学会会长

王国强

二〇一四年十二月

马 序

新中国成立以来，党和国家高度重视中医药事业发展，重视古籍的保护、整理和研究工作。自 1958 年始，国务院先后成立了三届古籍整理出版规划小组，分别由齐燕铭、李一氓、匡亚明担任组长，主持制订了《整理和出版古籍十年规划（1962—1972）》《古籍整理出版规划（1982—1990）》《中国古籍整理出版十年规划和"八五"计划（1991—2000）》等，而第三次规划中医药古籍整理即纳入其中。1982 年 9 月，卫生部下发《1982—1990 年中医古籍整理出版规划》，1983 年 1 月，中医古籍整理出版办公室正式成立，保证了中医古籍整理出版规划的实施。2002 年 2 月，《国家古籍整理出版"十五"（2001—2005）重点规划》经新闻出版署和全国古籍整理出版规划领导小组批准，颁布实施。其后，又陆续制定了国家古籍整理出版"十一五"和"十二五"重点规划。国家财政多次立项支持中国中医科学院开展针对性中医药古籍抢救保护工作，文化部在中国中医科学院图书馆专门设立全国唯一的行业古籍保护中心，国家先后投入中医药古籍保护专项经费超过 3000 万元，影印抢救濒危珍、善、孤本中医古籍 1640 余种，开展了海外中医古籍目录调研和孤本回归工作。2010 年，国家财政部、国家中医药管理局安排国家公共卫生专项资金，设立了"中医药古籍保护与利用能力建设项目"，这是继 1982～1986 年第一批、第二批重要中医药古籍整理之后的又一次大规模古籍整理工程，重点整理新中国成立后未曾出版的重要古籍，目标是形成并普及规范的通行本、传世本。

为保证项目的顺利实施，项目组特别成立了专家组，承担咨询和技术指导，以及古籍出版之前的审定工作。专家组中的许多成员虽逾古稀之年，但老骥伏枥，孜孜不倦，不仅对项目进行宏观指导和质量把关，更重要的是通过古籍整理，以老带新，言传身教，培养一批中医药古籍整理研究的后备人才，促进了中医药古籍保护和研究机构建设，全面提升了我国中医药古籍保护与利用能力。

作为项目组顾问之一，我深感中医药古籍保护、抢救与整理工作的重要性和紧迫性，也深知传承中医药古籍整理经验任重而道远。令人欣慰的是，在项目实施过程中，我看到了老中青三代的紧密衔接，看到了大家的坚持和努力，看到了年轻一代的成长。相信中医药古籍整理工作的将来会越来越好，中医药学的发展会越来越好。

欣喜之余，以是为序。

中国中医科学院研究员

马继兴

二〇一四年十二月

校注说明

　　《解围元薮》由明代医家沈之问撰。沈之问，自号花月无为道人，籍贯生平不详。其曾祖父沈怡梅曾在福建、河北等地搜集不少关于治疗麻风的秘方，后其父沈艾轩加以补充。在此基础上，他又把自己在各地搜集的治疗麻风病药方结合多年临证经验，于明嘉靖二十九年（1550）撰成《解围元薮》一书。该书编成后不久即湮没，历200余年，被吴越乐亭医家黄钟偶然所得。

　　此次校注以清嘉庆丙子年（1816）黄钟校刻本为底本（简称"黄本"），以《三三医书》本为参校本（简称"三三本"）。校注原则如下：

　　1. 采用简体字横排，用新式标点，对原文进行重新句读。

　　2. 凡底本中因刊刻致误的明显错别字，如"晴"误作"睛"，予以径改，不出校。

　　3. 底本中的异体字、古字、俗写字，统一以规范字律齐，不出校记。

　　4. 某些名词术语，与现在通行者不同，予以径改，不出校记。如"射香"改为"麝香"，"硃砂"改为"朱砂"，"颠病"改为"癫病"等。通假字一律保留，并出校记说明。

5. 原书中的方位词"右"统一径改为"上"，"左"统一径改为"下"。

6. 原书中卷首有"解围元薮"字样，今一并删去。

7. 按正文厘订目录。

8. 对个别冷僻字词加以注音和解释。

9. 原书中"症""证"混用，难以按现在中医书中概念逐一区分，所以不影响原意的，一般不改不注。

10. 由于时代原因，书中一些观点缺乏科学性，为保留古籍原貌未予删减，望读者能够批判性继承。

顾　序

　　乐亭黄先生以医药为德于乡，敦履沉璞①，殆如柳州之传宋清②也。学邃③而名爆吴越间，积疾濒危者，重趼④于门。先生察脉望气，洞见癥结。布针发药，胊瘯⑤奇验，远近以为神，而先生欿然⑥，不以其术自足。暇日手一编，属予序曰：是书作于前明沈氏，秘而莫传者垂二百年。今刊以行世，庶疠症无夭札⑦者。予受而读之，复于先生曰：天下之学，未有不专能精者，羿之射⑧，秋之弈⑨，公输之

---

　　①　敦履沉璞：形容品格厚道守约，为人真诚深厚。
　　②　柳州之传宋清：柳州指柳宗元，宋清为柳宗元同时代的长安药商，为人不分贫富贵贱、现钱赊账，均一视同仁，给与好药，并从中获得了长远利益。故柳宗元为之作传。
　　③　邃：精通，深晓。
　　④　重趼（jiǎn 剪）：足底老皮上又生出硬皮。形容长途奔走，十分辛劳。
　　⑤　胊（xī 溪）瘯：指散布、弥漫。
　　⑥　欿（kǎn 侃）然：谦虚，不自满的样子。
　　⑦　夭札：犹夭折。
　　⑧　羿之射：语出《孟子·告子》，羿善射箭，传说中上古时的射日英雄。
　　⑨　秋之弈：语出《孟子·告子》，春秋时期鲁国人，他特别喜欢下围棋，潜心研究，终于成为当时下棋的第一高手。

巧①，东野子之御②，终身各执一艺，愈专而愈精。假令之数人者，圆弧据罫③，挟绳墨，调衔辔④，互习其所长，必不逾中士⑤。信乎！学之宜专也。医者，艺之一；疡科，特医之一耳。然非深究阴阳六气之变，格物穷理，兼综午贯⑥，则必不能知医。就医而论之，不通诸症，必不能通一症。非仅如圆弧据罫、挟绳墨、调衔辔，斗一时之巧捷已也。辨迟数于嘘噏⑦之间，审虚实于秒忽⑧之际，一不得当，遂以性命为嬉。彼剽其外而遗其中者，弗思耳矣。疡为生人最恶之疾，前古良医往往束手，而沈氏特发愤于是，抟心揖志，备历诸症，不为浅说之所蔀⑨，稗方⑩之所淆，创为是书，振槁起瘠，夺命鬼手⑪，宜其风行一世矣。而键锢不耀⑫，又二百年，非先生之精于医而专之若是，则亦莫能知之。先生之功岂在沈氏下哉！是书晚出，吾又

---

① 公输之巧：语出《孟子·离娄》，公输子即鲁班，春秋末期鲁国的著名工匠。

② 东野子之御：语出《吕氏春秋·离俗览第七》，东野稷是战国时鲁国有名的御马师，驯马技艺高超，表演驾车技术得鲁庄公称赞。

③ 罫（guǎi 拐）：围棋棋盘上的方格子，指纵横交错。

④ 衔辔（pèi 配）：马嚼子和马缰绳。

⑤ 中士：指中等才智的人。

⑥ 兼综午贯：午贯，十字形交叉贯穿。兼综午贯，指纵横交错。

⑦ 嘘噏：吐纳，呼吸。医家诊脉时一呼一吸间常人应脉搏四五至。

⑧ 秒忽：犹丝毫，喻极为细微。

⑨ 蔀：覆盖于棚架上以遮蔽阳光的草席，引申为覆盖。

⑩ 稗方：不好的药方。

⑪ 夺命鬼手：即夺命于鬼手，指挽救性命。

⑫ 键锢不耀：键，钥匙。锢，禁锢。键锢不耀，指有价值的东西被掩藏。

悯夫前二百年婴①斯疾而不起者，不获蠲涤沉痼终其天年，为可惜也。既复于先生，遂书以为序。

时嘉庆岁次丙子春仲日讲起居注官赐进士
及第左春坊左庶子翰林院侍读前国子监司业
提督贵州学政翰林院修撰无锡顾皋拜书

---

① 婴：通"撄"，接触，触犯。《荀子·强国》："兵劲城固，敌国不敢婴也。"

黄 序

疠风即癞风，俗又名大麻风。盖天地间阴邪恶浊之气，中于骨髓，而达于肢体面貌，浸淫以及五脏，愈久愈深，遂致不可疗。予尝考之，唐孙真人常治此症，阅数百人，得免于死者二。后朱丹溪治五人，得免者仅一妇人，其治之难如此。然则，疠遂不可治乎？曰：是特未得其法耳。世之治此症者，于病之源流深浅及制方用药，未尝确有所见，而温凉杂投、针石互用，以冀幸其有功，是于病未有丝毫之益，而于人之正气已有丘山之损①矣。因念古来张、刘、朱、李诸家，以及时贤著述，咸于内症阐发无遗，独风科一门，虽间有立论，然未有专门名家殚精竭虑，勒②成一书，如仲景之论伤寒者。三十年来，每遇此症，不敢强不知以为知，博考诸书，冀有所得。而奇方秘制，验者绝少，未尝不以是为耿耿也。客秋偶过孙君敬伯斋中，见藏书甚富，因出示《解围元薮》一书，皆治风要诀，缕析条分，搜剔疑似，为古人之所未有。孙君因为予言：此书作于前明沈氏，举世莫传，先叔祖位两公独购得之，宝惜甚，至欲梓之而力有未逮，爰纠同志集资以付剞

---

① 丘山之损：丘山，比喻重、大或多。丘山之损，指极大的消耗。

② 勒（lè）：雕刻。可引申为编撰。

剞劂①，非特良工苦心不至湮没，而济世寿物以广厥传，亦仁者之事也。予三十年来所想望而不可得者，至是而大慰，又奚翅②衣珠之获③耶。刻成，因识④其缘起如此。

时丙子秋九月乐亭黄钟序

---

① 剞劂（jījué 积决）：刻镂用的刀具，引申为雕版印书。
② 奚翅：亦作"奚啻"。何止，岂但。
③ 衣珠之获：语出《法华经》。是谓弟子们虽都怀有佛种，但未开悟，由烦恼覆藏，如衣里藏有宝珠，但因不知，故处于穷困之境。
④ 识：记。

自　序

　　风乃大病之元，患者为害弥剧。余祖氏怡梅公素好医，宦游闽、洛、燕、冀，得山林逸士、海内高人之秘典，施治获愈甚多。次传于先君艾轩公，又博而备之，活人益众。三传至于余，广求寰宇仙流①、江湖奇士，沉潜究论，每遇知风者，即礼币款迎，研搜讨论。韩子②云：先生于我者，知而必师之；后生于我者，知而亦师之。苟得一言善法，即珍而笔之。随集随证若干方，旁搜考试，验而奇异者始录焉。皆夺天工神妙，不亚还丹③，舒若云锦④，发无不中。余得之甚艰，恐久湮没，编为章秩⑤，名曰《解围元薮》。以风疠正论著于首，诸风变论、瘰痹论赘其次，药品方法条贯而列之后，凡学风疠者，得是书可了然矣。如遇同志之士，授以济人，广其积德之功，若浪⑥示非人，则上拂天心，下负三世之勤苦矣。呜呼！昔

---

　　①　仙流：指神仙之属。
　　②　韩子：韩子即韩愈，唐代文学家。此段文字出自《师说》。
　　③　还丹：道家合九转丹与朱砂再次提炼而成的仙丹，自称服后可立即成仙。
　　④　云锦：织有云纹图案的丝织品，亦用以指朝霞、彩云。
　　⑤　章秩：整理、编写成书。
　　⑥　浪：徒然，白白地。

嵇叔夜不遇至人，则《广陵散》无传于世①。道相授受，
岂轻易哉！彼《广陵散》不过琴曲之调，择无良士，尚不
传而绝音，何况医术关乎性命，比之有霄壤之别，焉得不
谨而秘之。余放浪江湖三十余年，未见仁人，故难以罔
泄②，非敢故匿而私擅也。思得中行之士③，倾倒以尽余存
诚惜命之意，惜乎！不遇为憾，因秘而藏之，以俟择知
己云。

嘉靖岁次庚戌春三月花月无为道人④沈之问自题

---

　　① 昔嵇叔夜……传于世：嵇叔夜即嵇康。《晋书》载：嵇康尝游会稽，
宿华阳亭，引琴而弹。忽客至，自称古人，与谈音律，辞致清辨，索琴而弹
曰："此《广陵散》也。"声调绝伦，遂授于康，誓不传人，不言姓而去。
　　② 罔泄：轻易泄漏。
　　③ 中行之士：是儒家"君子人格"的另一种说法，体现了传统人格的
完美性。能"从容中道"，并无"过"与"不及"。
　　④ 花月无为道人：沈之问的自号。

目　录

卷　一

风癞论 ……………… 一

　一曰风水阴阳所损 …… 四

　二曰源流传染所袭 …… 六

　三曰气秽蛊疰所犯 …… 八

　四曰保养失度所发 … 一〇

　五曰感冒积郁所生 … 一一

受病所在经络 ………… 一三

三十六风六经分属 …… 一九

　大麻风 …………… 一九

　蛇皮风 …………… 二〇

　脱跟风 …………… 二〇

　鱼鳞风 …………… 二一

　邪魅风 …………… 二一

　血风 ……………… 二二

　鹅掌风 …………… 二二

　鼓槌风 …………… 二三

　血痹风 …………… 二四

　糙糕风 …………… 二四

　痛风 ……………… 二四

　癞风 ……………… 二五

　半肢风 …………… 二六

　软瘫风 …………… 二六

　紫云风 …………… 二六

　干风 ……………… 二七

　刺风 ……………… 二七

　痒风 ……………… 二八

　白癜风 …………… 二八

　载蚝风 …………… 二九

　历节风 …………… 三〇

　壁泥风 …………… 三〇

　疹风 ……………… 三〇

　哑风 ……………… 三一

　冷麻风 …………… 三二

　漏蹄风 …………… 三二

　虾蟆风 …………… 三二

　核桃风 …………… 三三

　水风 ……………… 三四

　热风 ……………… 三四

　雁来风 …………… 三五

　疙瘩风 …………… 三五

　鸡爪风 …………… 三六

蝼蝈风 …………… 三六

鼾曳风 …………… 三七

蛊风 …………… 三八

卷 二

六经三十六风总论 …… 四〇

若夫岚瘴蒸袭日月

霆光 …………… 四〇

龙虎骄腾波澜泛涌 … 四〇

火炎崑岗兮英华

凋落 …………… 四〇

神离元牝兮空谷

传声 …………… 四一

蜂蠹花心而不实 …… 四一

鹰铩鹫裁而烂肠 …… 四一

色如随锦流霞邪充

五内 …………… 四二

形似熏煤磊石血溢

六经 …………… 四二

药病总说 …………… 四六

癫症一十四种六府所属

…………… 五五

火癫 …………… 五六

蟋蟀癫 …………… 五六

木癫 …………… 五六

风癫 …………… 五六

土癫 …………… 五七

蚼癫 …………… 五七

金癫 …………… 五七

面癫 …………… 五七

白癫 …………… 五八

水癫 …………… 五八

雨癫 …………… 五八

乌癫 …………… 五九

酒癫 …………… 五九

麻癫 …………… 五九

疠症总论 …………… 六〇

卷 三

六经汤丸秘方………… 六三

心风 …………… 六三

肝风 …………… 六四

脾风 …………… 六四

肺风 …………… 六五

肾风 …………… 六五

胃风 …………… 六六

风疠各方 …………… 六六

通经利窍汤 …………… 六六

白玉蟾遗方 ………… 六八

白玉蟾丸方 ………… 六九

白玉蟾末药方 ……… 六九

白玉蟾浴汤方 ……… 七〇

白玉蟾蒸法 ……… 七〇

白玉蟾擦药方 ……… 七〇

大瓢李遗丸方 ……… 七一

大瓢李末药方 ……… 七一

人参固本丸 ……… 七二

煎方 ……… 七二

孙思邈真人煎方 …… 七二

孙思邈真人丸方 …… 七二

邋遢张真人灵宝

　　千年大药 ……… 七三

神效夺命还真丹 …… 七四

东华玉髓 ……… 七四

神效追风丸 ……… 七七

搜风四七丹 ……… 七七

神仙换骨丹 ……… 七七

大消风散 ……… 七八

救苦回生丹 ……… 七八

斑龙八帅丹 ……… 七九

奇效良丹 ……… 七九

一粒金丹 ……… 八〇

搜风顺气丸 ……… 八〇

保真丸 ……… 八〇

二八济阳丹 ……… 八一

六神辅圣丸 ……… 八一

四魔丹 ……… 八二

火龙散 ……… 八二

枣灵丹 ……… 八二

小枣丹 ……… 八三

守中丸 ……… 八三

祖传玉枢丹 ……… 八三

煎药方 ……… 八四

补阳汤 ……… 八四

神酿丸 ……… 八五

神守散 ……… 八五

雄漆丸 ……… 八六

参翎丸 ……… 八六

吴氏苦参丸 ……… 八六

调荣丸 ……… 八六

大定风丸 ……… 八七

驻车丸 ……… 八七

如意通圣散 ……… 八八

八将驱邪散 ……… 八八

退药 ……… 八八

补药 ……… 八九

阳起圣灵丹 ……… 八九

铁魔丹 ……… 八九

保命丹 ……… 九〇

搜风无价丸 ……… 九一

八仙丹 …………… 九一
射老丸 …………… 九二
利药方 …………… 九二
小还丹 …………… 九二
六和定风散 ………… 九二
辘轳丹 …………… 九三
长春丸 …………… 九三
固命丹 …………… 九三
五子芥风丸 ………… 九四
顺气散 …………… 九四
二九还元丹 ………… 九四
二圣散 …………… 九四
戒止丸 …………… 九五
参灵丸 …………… 九五
乌龙丸 …………… 九五
洞虚丹 …………… 九五
清平丸 …………… 九六
豨莶丸 …………… 九七
胡麻丸 …………… 九七
独圣散 …………… 九七
跨鹤丹 …………… 九八
灵芽蕊珠 ………… 九八
雄漆丸 …………… 九八
蓬莱枣 …………… 九八
圣散子 …………… 九九

花龙丸 …………… 九九
白龙丸 …………… 九九
香身丸 …………… 一〇〇
大衍丸 …………… 一〇〇
仙花膏 …………… 一〇〇
水制黄香丸 ………… 一〇〇
治鹅掌风雁来风方
　　…………… 一〇一
白癜风方 ………… 一〇二
三分散 …………… 一〇二
四物汤 …………… 一〇二
人参败毒散 ………… 一〇二
补中益气汤 ………… 一〇二

卷 四

参术遇仙丹 ……… 一〇三
子和方 …………… 一〇三
第一神效散 ……… 一〇四
第二清气散 ……… 一〇四
第三大皂丸 ……… 一〇四
第四清风散 ……… 一〇四
第五顺气散 ……… 一〇四
大风丸 …………… 一〇四
大麻三方 ………… 一〇五
发表攻里散 ……… 一〇五

丸方 …………………… 一〇六

夺命丹 ………………… 一〇六

丸方 …………………… 一〇六

擦方 …………………… 一〇六

洗方 …………………… 一〇七

远年大风煎方 ……… 一〇七

丸方 …………………… 一〇七

洗方 …………………… 一〇八

末药西江月 ………… 一〇八

草方 …………………… 一〇八

既济丹 ………………… 一〇八

除根方 ………………… 一〇九

苏骨丹 ………………… 一〇九

擦方 …………………… 一〇九

药酒方 ………………… 一〇九

黄白丹 ………………… 一一〇

漱风散 ………………… 一一〇

养龙汤 ………………… 一一〇

脱胎丹 ………………… 一一〇

苦参丸 ………………… 一一一

定风酒 ………………… 一一一

碧霞浆 ………………… 一一一

无忧酒 ………………… 一一二

甘醴 …………………… 一一二

神仙酒 ………………… 一一二

乌茶酒 ………………… 一一二

推云酒 ………………… 一一三

浴药方 ………………… 一一三

治冷痛麻风 ………… 一一三

苦参膏 ………………… 一一四

仙黄花膏 ……………… 一一四

豨莶膏 ………………… 一一四

铅汞膏 ………………… 一一四

百花膏 ………………… 一一五

乌饭膏 ………………… 一一五

太乙神浆 ……………… 一一五

四圣膏 ………………… 一一六

五灰膏 ………………… 一一六

黑云膏 ………………… 一一六

通天膏 ………………… 一一七

九子油膏 ……………… 一一七

长肉膏 ………………… 一一七

坎离膏 ………………… 一一七

三白膏 ………………… 一一八

小春膏 ………………… 一一八

青白膏 ………………… 一一八

二圣膏 ………………… 一一八

雁来风 ………………… 一一九

佛手膏 ………………… 一一九

千捶膏 ………………… 一一九

呼脓膏……………… 一一九

水成膏……………… 一二〇

升平散……………… 一二〇

云翎散……………… 一二〇

雨霖丹……………… 一二〇

雷公散……………… 一二〇

牙霜丸……………… 一二一

红玉散……………… 一二一

珠云散……………… 一二一

轻蛤散……………… 一二一

半夜散……………… 一二二

四魔粉……………… 一二二

香儿粉……………… 一二二

香珠散……………… 一二二

四圣散……………… 一二二

香蒲丸……………… 一二三

擦方 ……………… 一二四

生眉方……………… 一二四

治口眼㖞邪神效方

……………… 一二四

附雄散……………… 一二四

扫云丹……………… 一二五

白雄散……………… 一二五

红玉散……………… 一二五

消斑散……………… 一二五

飞白散……………… 一二五

消毒丹……………… 一二六

舒挛汤……………… 一二六

虎跑泉……………… 一二六

兰汤 ……………… 一二六

乌龙汤……………… 一二七

仙授方……………… 一二七

五草六木汤………… 一二七

湿风痛风汤………… 一二七

三宣汤……………… 一二七

八叶汤……………… 一二八

倒阳方……………… 一二八

蚰蛇油……………… 一二八

败猪血散…………… 一二八

生瓜散……………… 一二八

蒸法 ……………… 一二九

熨法 ……………… 一二九

洗熏法……………… 一二九

治疠疮法…………… 一二九

擦方 ……………… 一三〇

煎方 ……………… 一三〇

双根沙皮饮………… 一三〇

丸方 ……………… 一三一

煎方 ……………… 一三一

七圣散……………… 一三一

白通汤……………… 一三一

荆神饮……………… 一三二

火珠浆……………… 一三二

黄龙髓……………… 一三二

杞头汤……………… 一三二

番白饮……………… 一三二

八仙汤……………… 一三二

三川神应汤……… 一三三

三分散……………… 一三三

黄白大丹………… 一三三

坎离丹……………… 一三三

枣灵丹……………… 一三四

三母五子丹……… 一三四

定痛饮……………… 一三四

七神汤……………… 一三四

岁桃浆……………… 一三五

胡麻饭……………… 一三五

蜡矾丸……………… 一三五

糖岸散……………… 一三五

天尘丹……………… 一三五

保真饮……………… 一三五

虚鸣汤……………… 一三六

乳酥汤……………… 一三六

胡麻饮……………… 一三六

肉核油……………… 一三六

治结毒方………… 一三七

又方 ……………… 一三七

雷公散……………… 一三七

醉仙散……………… 一三七

神仙紫花丸……… 一三八

芥朱丸……………… 一三九

夺命丹……………… 一三九

活血丹……………… 一三九

羌活愈风汤……… 一三九

防风通圣散……… 一四〇

加减通圣散……… 一四〇

乌药顺气散……… 一四〇

五积散……………… 一四一

小续命汤………… 一四一

校注后记…………… 一四三

卷　一

风　癞　论

四时酷烈暴悍贼邪风也，为病最甚，残害最剧。古人称疠为恶疾之首，患之变败形质，顽困不知所之。

酷、恶毒也，烈、凶猛也，暴、速也，悍、刚也，皆风之质也。春夏多有旋风，秋冬多有飙风，各有严风①，皆煞疠之邪气也。经云②：冬至之日有疾风从东南来者，名曰贼风，最能伤人，犯之不可解，俯仰动作不可得矣。按之应手而痛，烙熨则爽，时刻抽掣，击剥痰③火，冲荡气血，轻者结为瘰疬，重者聚为偏枯。若遇热郁抟④凝，则变为附骨痈疽。如寒湿凝滞深入脏腑，久则积成风疠。人皆不知：阴阳和平，寒暑适时，则疾病不作。若天地变驳，风湿舛逆，是为不正之气，则人感而病焉。《说文》云：虫入肌中曰风。故风动而虫生，虫无风而不育。诸虫皆八九日而化，感八风之邪气而成形也。《灵枢》云：从东南来者曰弱风，其伤人也，内舍于胃，外在肌肉，其气

---

① 秋冬多有……严风：三三本作"秋令多有飙风，冬有严寒"。
② 经云：此下语出《诸病源候论·贼风候》。
③ 痰：三三本作"疾"。
④ 抟（tuán 团）：把东西揉弄成球形。

主体重。从正南来者曰大弱风，其伤人也，内舍于心，外在于脉，其气主热。从正西来者曰刚风，其伤人也，内舍于肺，外在皮毛，其气主燥。从正北来者曰大刚风，其伤人也，内舍于肾，外在骨与肩背之膂筋[1]，其气主寒。从西南来者曰谋风，其伤人也，内舍于脾，外在肌腋，其气主弱。从西北来者曰折风，其伤人也，内舍小肠，外在手太阳之脉，脉绝则溢，脉闭则结而不通，善[2]死，其气主关格痿厥。从东北来者曰凶风，其伤人也，内舍于大肠，外在两胁肋骨下及肢节，其气主强劲洞泄。从正东来者曰婴儿风，其伤人也，内舍于肝，外在筋纽[3]，其气主湿，乃煞疠之邪气，非时暴悍酷烈之毒，中于人身，即生诸虫，滋蔓为害。自古圣贤避色如避寇仇，避风如避矢石，鲜有大病。而人不畏避，妄肆纵欲荒色[4]，内虚，恶风乘侮[5]而入，故多疾病。黄帝云[6]：八风之毒，百花犯之无色，百谷伤之不实，草木触之枯瘁，禽兽中之颠狋[7]，水御之狂越，土蓄之崩裂，人中其邪，则成麻疠。虫生脏

---

① 膂筋：膂指脊柱两旁之肌肉，筋指肌腱。膂筋指脊柱两旁肌肉之肌腱。

② 善：三三本作"若"。《灵枢·九宫八风》作"善暴死"。

③ 筋纽：指人体肌肉附着于骨头的系结处。

④ 荒色：沉湎声色。

⑤ 侮：三三本作"假"。

⑥ 黄帝云：下语出处不详。"八风"可参见《灵枢·九宫八风》。

⑦ 颠狋：颠，倾倒；狋，疯狂。

腑，啖肌髓，飧①血液，形貌②丑恶，神思昏迷，遍身疮秽，先儒曰疠，即此候也。中古分为风、疠二名，内驻曰风，所感深；外著曰疠，所感浅。风甚于疠，而疠轻于风，形气本源则一类也。又曰风入脏腑，久注脉络，数年之后，发于肌表，由渐而变疠，一伤人即发疮秽，至见败形。故风病发迟死速，疠病发速死迟，大害皆然。江北燕冀，呼疠为炮疮，南人拟其名而曰杨梅疮，又曰广东疮。盖闽广间有室女过疠，即生蛲虫，发为恶疮，秽毒极盛，其气易于传染杀人，因此滋蔓于世，相感而生。

充塞脉络之内，输散分肉③之间，荣卫不利，肌腋膑腆，气聚不通，使血瘀不流，筋骨弛缩，肤体腐烂，脓秽淋漓，眉须氄④落，手足痿痹，趾指堕折，寒热麻痒，或如箠楚⑤，如掣掌，如挛如缚，如拶⑥如夹，瘸瘪肿酸，荼⑦毒疙瘩，百恶对骈⑧，集得之所由有五，充贮而满也。

分肉，腠理也。输，运纳也。膑，结滞也。腆，胀闷也。瘀，凝寒也。弛，涣散也。缩，拘急也。秽，污浊

---

① 飧（sūn 苏）：吃。
② 貌：三三本作"态"。
③ 分肉：指肌肉，前人称肌肉外层为白肉，内层为赤肉，赤白相分，或谓肌肉间界限分明，皮内近骨之肉与骨相分者。
④ 氄（tuò 唾）：鸟兽换毛。
⑤ 箠楚：指鞭杖之类刑具。亦以称鞭杖之刑。
⑥ 拶（zǎn）：逼，挤压。亦指施加拶指之刑。
⑦ 荼：古书上说的一种苦菜，喻毒害。
⑧ 骈：两物并列，成双的，对偶的。

也。淋漓，黏污也。毨，败脱也。痿，半边罢软不举也。痹，顽痛也。指，手指也。趾，足指也。麻，不知痛痒也。箠楚，击刑也。掣，牵绞也。椟以木为刑床，磔①住不容转动也。挛，筋缩也。缚，绳缚也。拶刑其手指，夹刑其足踝，此皆痛而难忍者，言风疠有此异常之恶候也。瘸，手指屈倒，不能执物也。癟，肌肤枯槁也。肿，高起也。酸，骨节麻痛难动也。疙瘩，颗块也。此言风疠之情势也。足少阳胆，其荣在须；足少阴肾，其荣在发。冲脉、任脉，为生经之海，谓之血海。其别络上唇口，血气盛则荣于头面，须华发美。若血气衰则脉络虚耗，不能荣润，故须发颓落也。风入荣卫，关节壅闭，气血不舒，皮肉不仁，肤腠浮肿虚胀，自觉如坚厚之状，痛痒不知，故曰大麻风。《病源》曰②：风疠之相感，皆由恶风寒湿、房劳嗜欲、醉饱露卧变驳所成，二者病源无异，患害之由五条明列于下。

一曰风水阴阳所损

地脉方向、吉凶之理曰风水，星历盈虚曰阴阳。如修筑安葬，竖造开凿，植伐之类，皆有年命相问，神煞禁忌，犯于幽冥，测然致病。巫人云：本命元辰③为害，遍

---

① 磔（zhé 哲）：古代一种酷刑，把肢体分裂。
② 病源曰：下语出处不详。清代沈懋言纂《医学要则》有引用。
③ 元辰：又名大耗、毛头星，别而不合之名，于事暴而不治。旧时以为岁运元辰逢冲，有凶讯，病灾不免。

身酸痛，走注痿痹。

金神七煞①为害，偏枯，口眼歪斜，半身不遂，软弱痿困。白虎②为害，浑身块瘰，肿痛臭恶，脓血淋漓。天罡③大煞为害，蛊胀满塞，迷闷瘫痪。八煞④将星⑤为害，奔走狂越，逾垣上屋，嗷号悲笑，无伦暴恶，持刀斗勇。五土⑥猖鬼为害，噤晕昏迷，腹大肢软，痼疽疫疠。太岁⑦月将时日星辰为害，变异不测，无所防禁，俗云风水、阴阳所损，不可医治，其谬之甚！夫阴阳神煞，不可渎其无而辟慢之，亦不可信其有而谄媚之，皆惑于偏也。且妖邪之祟，若触犯于人，不过一时之间，岂有终身随而为祸之理？亦因人气血不正，受其邪气而病生焉。若调其气血，清其思虑，则神正而复元，使邪气渐消而安矣。故云燮理⑧阴阳以和元气，大道君子也。医家十三科之内亦有祝由一科，以符水咒诀，禳辟邪魅妖氛而归摄正气。

---

① 金神七煞：西方之神，是极凶之煞。

② 白虎：旧时以为凶神。《协纪辨方书》中引《人元秘枢经》："白虎者，岁中凶神也。常居岁后四辰。"

③ 天罡：星命家指月内凶神。《协纪辨方书》引《历例》："阳建之月，前三辰为天罡。"

④ 八煞：古代星命家以九星术推算命运，其第八宫曰病厄宫，亦称八杀宫，简称"八杀"。

⑤ 将星：古人认为帝王将相与天上星宿相应，将星即象征大将的星宿。

⑥ 五土：山林、川泽、丘陵、水边平地、低洼地等五种土地。

⑦ 太岁：指太岁之神。古代数术家认为太岁亦有岁神，凡太岁神所在之方位及与之相反的方位，均不可兴造、移徙和嫁娶、远行，犯者必凶。此说源于汉代，传至后世，说愈繁而禁愈严。

⑧ 燮理：协和调理。

巢元方云：脉遽迟伏，或如鸡啄，或去或来，此邪物也。若脉来微弱，绵绵迟伏，不知度数，而颜色不变，此邪病也。若脉来乍大乍小，乍短乍长，为祸脉也。若脉两手浮泛细微，绵绵不可知者，但阴脉亦细，此为阴跷、阳跷之脉也。其家曾有患风病死者，乃若恍忽亡人为祸也。若脉洪大弱者，社祟①也。若脉来沉沉而涩，或四肢重，土祟也。若脉来如飘风，从阴趋阳，风邪也。若脉一来调，一来速，鬼邪也。若脉有表无里，邪祟为害也。以寸为表脉，以关为里脉，有表无里者，乃两头有而关中无也，曰隔绝不至之脉也。若尺脉上半不至关为阴绝，寸脉下半不至关为阳绝。故云，阴绝而阳微，死而不治，此名妖怪之脉，乃气血神思受邪而见于脉也，然皆虚妄之谈，亦《巢氏病源》并诸典籍考究者，姑书之以补不足之论。

二曰源流传染所袭

人禀父母精血而成形，受天地造化而为用，故触天地不和之气则病焉。若父母素患恶疾，必精血有毒，交感于胚胎，传至于儿女。凡风劳病人，皆有恶虫于脏腑，代相禀受，传染源流，故曰传尸②。须③于幼年未曾发病之先，

---

① 社祟：土地神等鬼神给人带来的灾祸。
② 传尸：魏晋时期所现病名，即肺痨，古代指恶性传染性疾病，类似现代结核病。
③ 须：此上三三本有"故曰"二字。

预常服药，使蛲虫内死，不得长养滋蔓延育为害。若至长大婚配，耗散精神，亏损气血，病作而难治矣。今人焉肯于未病之先延医调治哉。故使病剧无疗，临危措手，咎在微时不治之故。若其人未染恶疾之时，所生儿女必无传疰①。若既生恶疾之后，所生儿女，定难免之。先君喻之曰：吴中有一富翁，患痨病，吾治愈。久生一女，适人②不久，其夫染大风③，其妻终身无恙，而毒气遗疰于夫，实大异也。又有一人风病而死，其妻无病，再适于人，其后夫即患前夫之疾无异，数年而死。其毒不遗于妻，而妇人受毒在脏腑，于交感之中，移疰男子以受害。想其毒初在交感淫欲中来，原在交感淫欲中去，可不畏哉！又有一人风疬而死，生三子一女，皆患风而死。又有一风病之女无恙，适于人，生一子，幼即患风，不传于女而传于甥也。古云：世有恶疾不娶。信可警哉！又有一徽商，三代痨病而死，第四代之子于髫龀④时，即随母舅往两广为商，并不回家，其父在家劳瘵，既死之后半月，其劳虫飞至广内，到其子店中，其子偶出赴席，其虫径入房门上锁内，有一老仆窃见此虫，即以物塞其锁门，急报主人，忙将湿

---

① 疰：有灌注和久住之意，多指具有传染性和病程长的慢性病，主要指劳瘵。

② 适人：谓女子出嫁。

③ 大风：即疬风。

④ 髫龀（tiáochèn 条衬）：指幼年。

泥厚固锁上，连门枢①撬下，烈火焚之，木皆成灰，锁已迸开，其虫犹活，取出捣烂煅之，后方免祸。其传尸之恶如此，宜预防之。姑录以告将来君子。

三曰气秽蛊疰所犯

他人之毒，传之闲人曰疰，因其秽恶之气触感而成也。若人血气虚，脾胃弱，偶遇恶疾之人，闻其污气，或对语言，而病人口内之毒气冲于无病患之口鼻，直入五内②，则发为病。又如恶疾人登厕之后，而虚弱人或空腹人随相继而圊③，则病人泄下秽毒之气未散冲上，从无病人口鼻直入于脏腑。其如清晨未饮食之时犯之，祸不旋踵④，百难逃一。如汗气相传、痢疫相染者，亦一类也。闽广之间，造成蛇蛊、符水、魔瘴之毒，最能害人。有患恶疾之人乍死，毒虫皆从七孔中出，一遇生人，则飞蠹⑤潜伏为害。昔人从古墓经行，内葬恶疾之人已久，尸骸腐化，其虫疰人，发为大疠而死。故有九疰之说，皆由体虚而受飞蠹传尸之毒，或风寒暑湿之邪客于荣卫，注于经络，阴阳失守，随气游行，而成大害。一曰风疰，乃人死三年之外，神魂化作飞尘，着人成病，皮肉掣振，游变不定，一年之后，毛发落，颈项痛，骨立肉解，目痛鼻酸，

---

① 门枢（cì次）：门框。
② 五内：五脏。
③ 圊（qīng青）：本义指厕所，这里指如厕。
④ 旋踵：掉转脚后跟，形容时间短暂。
⑤ 蠹（dù杜）：蛀蚀。

齿蚀，发为蚝^①风则顽痹，或如蚝螫，或痒或痛。二曰寒痒，心腹满闷，懊痛呕沫，三年之后大便出血，青白色，腰脊强，发为绝风，则不觉绝倒。三曰气痒，如失神机，妄言谵语，百日之后，体重乍来乍去，一年之后体满，失颜色，二年之后变吐作虫难治，发为癫风则披发狂走，打破器物，或发狂风则嗷号语笑。四曰生痒，心胁转痛无常，三日后体痛移易，牵掣冲绞心胁，一年颜赤目红，二年吐逆不利，变虫难治，发为纠风则身生疮，眉毛脱落，若发罩风则举身战动，或口鼻喎斜。五曰凉痒，心下乍热乍寒，一年四肢重，喜卧，噫酸，体浮肿，皮肉黑瘦生癣，目黄，爪甲唇青，发为寄风则口噤面喎，肢软。六曰酒痒，体气重，热气从胸胁上下，无处不痛，一年四肢重，喜卧，善哕噫，体酸，面浮肿，往来不时，发变大风则脑肉裂，目系痛，恶闻人声。七曰食痒，心下硬痛，懊恼彻背，一年羸瘦，皮肿体黑，从脚而起，脐内时常绞痛，发为水风，啖食、眠卧汗出。八曰水痒，手足肿，百日体黄发落，两目失明，一年难治，三年身大水盛，生虫不治，发为湿风则头痛欲却巾，发为柔风，则手足眼鼻游肿。九曰尸痒，体痛牵掣非常，肉白血勒_{音衲}，喉如吞物，发为汗风则骨节痛强。此九痒之病，乃癫风毒之根，华佗、东垣诸先圣皆论之，惟巢元方最微详彻，故纂著于

---

① 蚝（háo 毫）：即牡蛎。

卷帙。

四曰保养失度所发

忍饥劳役，醉饱入房纵欲，毒怒、忧愁、思虑、妄想、贪嗜，邪毒蕴积，秽浊外荡，乐佚内耗真元，以致火热之邪冲激脏腑。凡烙肉、生菜、怪味之物，入腹皆变为虫。水土不服，沙冰岚瘴，皆为留毒，久而不散，积成麻疠，发则变形。《养生禁忌》云[①]：醉卧露湿，必生癞疾[②]。又云：鱼无鳃者，食之五月生癞。夫人为万物之灵，生于天地之间，宜惜身命，保养元神，永延长命。古之圣贤，以道德奉天，寿至百岁为常；后世之人，以六欲七情为事，故多夭折殇殂[③]，忤违天地赋生大恩矣。巢氏云[④]：凡病四百四种，总而言之，不出五种风毒所摄：一曰黄风，二曰青风，三曰赤风，四曰白风，五曰黑风。人身中有八万尸虫，共成人身，若无八万虫，人身不成不立。复有诸恶病横，诸风生，害人身，所谓有五种风，生五种虫，皆能害人。黑风生黑虫，黄风生黄虫，余皆仿此。此五种恶风生五种毒虫，害于人身，名曰疾风。入于五脏，蚀人脏气。其虫无数，在人身中食骨髓，来去无碍。若食人肝，眉睫堕落；食人肺，鼻梁崩倒；食人脾，语

---

① 养生禁忌云：此下语出《诸病源候论·诸癞候》。
② 癞疾：癣疥等皮肤病。
③ 殇殂：指未成年而死亡。
④ 巢氏云：此下语出《诸病源候论·恶风候》，但文字略有出入。

声变散或哑；食人肾，耳鸣啾啾，沿璫①生疮，或如雷声；食人心，膝虚肿，足底穿烂，难治。夫心乃君主之位，不受邪触，故应死。其脉来徐去疾，上虚下实，是其候也。

五曰感冒积郁所生

风、寒、暑、湿、燥、火之气，为天地之六淫，若不避忌，感其郁蒸，或逞勇悍，乘汗渡河，踏冰履霜，醉饱当风，房劳入水，露卧湿席，或时炎暑，喜卧藤竹，漆床凉簟，柏木台几，湿冷之气，逢迎汗液，入于肌肤，邪毒渐深，克剥②荣卫，初起麻木，久变尸虫，蠹啮肌体，则风癞生焉。皆人自轻身命，纵性妄为，而犯天地阴阳、五运六气，积成大病。不惟煞疠之气宜避，即四时敷和之气，亦宜谨守。若纵房劳，气血弱而复犯之，即发为害。巢氏云③：汗出入水，冷透肌体，或饮酒而卧湿地，或当风坐眠树下及湿草上，或身痒搔之，以乘疾风迅湿，渐生疮痦，经年不瘥，即变风癞。《病机》云④：八方氤氲鼓邪害人，若客经络久而不去，与血气相击，则荣卫不和，淫邪散溢，面色败，皮肤伤，鼻柱坏，须眉落。八风者，西北乾方，尊之曰老公，乃乾称父之意也，名曰金风。一曰

一一

---

① 璫（dāng珰）：耳下垂也。见《集韵》。

② 克剥：侵入。

③ 巢氏云：此下语出《诸病源候论·恶风须眉堕落候》，但文字略有出入。

④ 病机云：此下语出《诸病源候论·恶风须眉堕落候》。

黑风，二曰旋风，三曰愒风。其发病之由，奄奄忽忽，不觉得之，七年后眉毛堕落。东北艮为少男，名曰石风。一曰春风，二曰游风，三曰乱风。遇中此风，体顽肉坚，斑白如癞，十年后眉睫①堕落。正东震为长男，名曰青风。一曰终风，二曰冲风，三曰行龙风。若中此风，手足生疮，来去有时，朝发夕发，五年后眉毛堕落。正北坎为中男，名曰水风。一曰面风，二曰瓦风，三曰敖风。偶着肌体，春秋生疮，淫淫习习②，类如虫行，游走无定，十年后眉毛堕落。西南坤为老母，名曰穴风。一曰吟③风，二曰胪④风，三曰脑风。初受此风，不知痛痒，亦不生疮，渐成白癞，十年后眉毛堕落。东南巽为长女，名曰角风。一曰因风，二曰历节风，三曰膀胱风。此风有虫三色，头赤，腹白，尾黑，三年后眉睫堕落，虫出可治。南方离为中女，名曰赤风。一曰火风，二曰摇风，三曰奸⑤风。若中此风，身体游游奕奕，心不安宁，肉色变异，十年后眉睫堕落。西方兑为少女，名曰淫风。一曰缺风，二曰明风，三曰清风。此风发时，百日后体肉蒸热，眉发龁落。皆由内伤七情，真元失耗，气血衰弱者感之，如调养固密，何由致此哉？

---

① 睫：原作"目"，据《诸病源候论》改。
② 淫淫习习：形容辛辣、痛痒等感觉不断增强。
③ 吟：三三本作"阴"。
④ 胪（lú 炉）：腹前的肉。
⑤ 奸：三三本作"抖"。

受病所在经络

先中于手阳明大肠、足阳明胃经，其次延及手足太阴，不发病者何也？盖肺主皮毛，而遇风寒，足太阴脾主肌肉，而逢湿热，百骸流注。六经传遍，皆因三焦相火热甚制金，不能平肝木，肝独胜而生风，故相克侮，以致肺金脾土皆亏，风热寒湿诸毒化生九虫，钻啮脏腑。手阳明大肠之络，环交口，挟鼻孔，出于迎香，贯于齿缝，而下肺膈。足阳明胃之络，亦在鼻额齿中而行，挟脐气冲①，风气皆由出入，故先中焉。手太阴肺，其窍在鼻，主一身之皮毛。

足太阴脾，其窍在唇，主一身之肌肉，亦风气之门户，故风病多见唇鼻烂坏也。是以金燥而恶寒，土卑而忌湿，故寒热作也。风湿内扇，诸火皆动，金气有亏，木无所制，木旺而侮土，脾乃受伤而肺无滋养，子母俱弱，则风木独旺，心火炎炎，血热妄行，其所积秽恶邪毒，风湿火相扇，化生九虫，嗞②蚀脏腑，则为癞风。食肝毛氄，食肺鼻崩，食脾声变，食肾耳鸣，食筋节解，食肉痛痒，食皮顽裂，食脂起疱，食心即死。《内经》备言③，肠胃为市，无物不受，无物不包。饮食不谨，朝伤暮损，积久成

---

① 气冲：足阳明胃经穴，在腹股沟稍上方，当脐中下5寸，距前正中线2寸。穴义为体内冲脉气血外出交于胃经。

② 嗞（shà霎）：泛指吃、咬。

③ 备言：此下语出金代李杲《脾胃论·脾胃损在调饮食适寒温》。

热，湿热相溃，诸般奇虫，各从五行之气而化生，亦如腐肉生蛆，腐草化萤之理。《外台秘要》载①，有九虫食人脏腑，一曰伏虫，长四寸许，为诸虫之首。二曰蛔虫，长尺许，人常生之，多则贯心杀人。三曰白虫，长四五尺，子母相生，形势转大，亦能杀人。四曰肉虫，食人之肉，令人烦闷。五曰肺虫，其状如蚕，令人咳嗽。六曰蝎虫②，状如虾蟆，令人呕吐咳逆善哕。七曰弱虫，又名肠虫，状如瓜瓣，令人多吐。八曰赤虫，状如生肉，令人肠鸣。九曰蛲虫，状如菜虫，形至微细，居广肠内，即胴肠③也，多即为痔瘘，甚则为漏澼，剧则为风疬，因人疮处已发痛疽、癣、瘘、病疥、龋蚀。若元气壮实，未为大害，稍有虚损，遂侵蚀之。随其虫动而变生多病，如嗝噎、劳瘵、癫风、蛊胀之类。又有鼷鼠④、应声虫奇怪之类，未易悉举，虫之为害大矣哉。

中于手少阴，面目舌赤，翕翕然发热，喑不能言，久乃生虫蚀心，则足底穿，膝虚肿，浑身溃烂，涎脓腥秽者，荣血先死矣。舌乃心之苗，君火妄动，必舌枯无津液也。火气烁金，故音哑而发热。虚火下流，热毒注肾，直出涌泉，故肿痛，循膝节而至足底穿烂，无可救疗。心主

---

① 外台秘要载：下语出自《外台秘要·九虫方一首》。
② 蝎虫：《外台秘要·九虫方一首》作"胃虫"，义胜。
③ 胴肠（dòng 动）：即大肠。
④ 鼷鼠：鼠类最小的一种。古人以为有毒，啮人畜至死不觉痛，故又称甘口鼠。

血，火炎内泛，则浑身腥腐，皮肉伤残，不能聚敛。毒入于心，血泛无制，七年不治。

中于足厥阴，面目多青，恶风自汗，左胁偏痛，久乃生虫蚀肝，则眉发焦黇，满身生黑班①。若指胫挛瘲堕折者，筋死矣。木泛形色于外，肝气已败，湿土无制，故恶寒自汗，其络循阴器，布胁肋，上入颃颡②，肝脉见左关，故左胁偏痛，眉发焦黇者，血不滋养，气不充润，如木无水灌而枝萎叶落也。生黑班者，乃肾水泛上也。指屈趾烂者，如木朽根枝死也。瘲挛者，正谓肝木干枯也。肝病多痒痛，风木动摇故也。三年成大患，筋死不荣，为病已剧。

中于足太阴，四肢怠惰，皮肉眴动，身体虚黄，久乃生虫蚀脾，则音哑肤瘲。若麻木不仁者，皮死矣。脾络注心循臂，故四肢倦。土败不能安堵，故肉眴动振跳也。气弱不磨谷食，故怠惰不思食味，或食息则四肢不收。血液阻涸，不能周济，故哑而瘲。脾属土，恶湿，其气既败，不能运动矣，故发麻木。然麻乃不仁与常皮肉不同，按之如隔一纸。木乃肉内唧唧然，不知痛痒而酸渐之至也。盖麻是气虚，木是湿痰，死血为病。既麻又木，乃气虚湿聚，血络枯涸，昼夜不行，绝不充润于皮肤也。经言：湿

---

① 班：通"斑"，杂色。《韩非子·外储说左》："班白者不徒行。"
② 颃颡：鼻咽部。

生痰，痰生热，热生风。丹溪云①：湿热必生风，风甚则生虫，正如腐草化萤。湿热之气乘风也，病入于脾，则肿胀多水，非是湿热生风。因有湿热在内，则风乘隙而入也。六载病成，十五年不治。

中于手太阴，面颊浮白，口燥喘急，久则生虫蚀肺，则鼻梁崩塌。若眼断、唇翻、失音者不治，乃骨死矣。金性燥，故口干。火热煏②之，故发声喘急。其窍在鼻，虫蚀肺，故山根③崩折，剧则鼻柱烂落。金败不能生水，肾气必虚，故目暗干枯，皮急坍④而吐。痰气泛漫于脾中，故唇厚而翻。热气聚于会厌，故失音声也，如金器碎则无音律。骨属金，故髓枯而骨死。病入肺经，皮枯不仁，三年之后难治。

中于足少阴，面耳黧晦，腰脊痛引，小腹隐隐不利，久则生虫蚀肾，则耳鸣啾啾，沿瞤生疮，或痒或痛。若割切不知痛者，肉死矣。肾水泛上，故变色，或灰或黑。耳乃肾之窍，水枯精乏，故耳热生疮。腰脊引痛者，虚极也。津液既绝，为病酸麻不知痛痒。肾邪最速，一年即成大患矣。

---

① 丹溪云：语出明代孟继孔撰《孟氏杂症良方·小儿有病须看虎口三关》。

② 煏（bì必）：用火烘干。

③ 山根：鼻梁的别名。

④ 坍（tān）：崖岸或建筑物或堆起的东西倒塌，从基部崩坏。

中于足阳明，额多汗，膈塞不通，餐寒则㕮音噎啖①音憺，久乃生虫蚀胃，散蛊周身，则皮痒浮游。若欷歔②蒙昧，食减倦怠者，气死矣。胃络循于目之上下，故额多汗。脾胃气弱，五谷不消，膈臆③填满，上逆呕吐。气血不通，皮肤自痒。神魂离散，臆满则欷歔不爽，阳气既败，疲倦恶食也。经云④：肠胃为市，无不包藏。热积于中，必泛形于外，胃腑受毒，势由虫瘴，肤体胀肿虚浮，二十年不治。

癞风之害根于六淫，中于六部，发为六邪，部各六种，症名三十有六。

六淫，即风、寒、暑、湿、燥、火，乃天地六欲不正之气也。六部，即心、肝、脾、肺、肾、胃也。六邪，即痛、痒、麻、烂、胀、怠之六病也。胃居脾之下，为受盛之司，藏纳五味，故多受毒，与五脏同。风癞异名，六部每各六种，故有六六三十六件，犹八八有六十四卦也。

天时毒气，脏腑混淆，互伤舛痊，变症弥常⑤。然肺病则痛，胃病则痒，肾病则麻，心病则烂，肝病则挛，脾病则脓。

---

① 㕮啖：㕮，古同"哕"。㕮啖，干呕或呕吐食物。
② 欷歔（xīxū 西需）：叹气。
③ 膈臆：胸中、心下。
④ 经云：此下语出金代李杲《脾胃论·脾胃损在调饮食适寒温》。
⑤ 弥常：三三本作"源当"。

金之气燥，故作痛。土之气湿，遇阳乘之则为沙尘，故痒；遇阴乘之为泥瘀，则软水之气寒，阳荡之则麻，阴凝之则木，皆不知痛痒也。君相二火，能败诸物，故溃烂。风木之性，动摇牵引，缩伸为挛，其五脏六腑，荣卫肺络，充贯人身，联络相继，淫邪中人则周身沿蠹，岂有止于一脏而别经不伤之理？其先中之经络与后中者，在轻重之间耳。但一脏受病，则余脏难免其伤。且如麻木，肾病也。殊不知麻乃风气乘之，木乃湿兼寒也。外虽不知痛痒，而骨肉间反知痛痒者，乃肾病重而肺病轻也。麻而软痿无力者，脾肾相殊也。麻而足长短手挛者，水不滋木，肝受病也。麻而溃烂者，水火不相济，上犯于心也。又痛乃肺病，如痛久而瘫者，母不能顾子，脾气害也。痛而麻木者，母弱难扶其子，肾气亏而受毒也。痛而觉痒，搔之则痛极难忍者，胃气虚而毒气入深也。痛而溃烂者，肺不能生水以制火，而金火相刑也。余可以此例推。

感于不测，贮于无稽，曰癫曰风，异种类聚。

心主血，肝藏之，毒●伤血分，则心肝发病。肺主气，凡风疠皆因气闷而生。肾藏精，色欲房劳为害。脾胃通连而藏谷气，其醉饱、五味之伤在此。故风之为病，惟在心、肝、脾、肺、肾、胃之六经受邪。其余六经不能容受，不被所伤，无所干犯，故风疠不由此而起。手少阳三焦乃无形之腑，厥阴包络乃附系之经，阳明大肠、太阳小肠为出入之门户，足太阳膀胱僻居下元①，少阳胆乃清净幽闲之司，邪毒之气皆不伤犯而藏蓄。况肺之窍在鼻，气从而入，脾之窍在唇，味从而入。病始之由，多是气味之感，故先见于皮毛之间。《病源》曰：六部各有风病六种，共三十六种，皆由六欲七情、寒湿风热、邪毒之气传痓肤体，周流百节，丝络交错。凡中伤者，非在一经，非发一症，故治法方药浩汗②弥常，取效者惟灵宝大药，名平分家产方，最为王道，治三十六种风皆有全功。其次止东华玉髓、水制黄香丸又名黄龙丸、小还丹等数方而已，亦能治诸风。其余一方止治一症，若以他治，如水浇石，罕有取效者。而大风之外，又有癞疮十四种，后世因其病势颜色之多端，而巧立名色以惑人，上古止言风癞，并无奇异繁名。凡言脏腑如此，特论其先感之由耳。若病一发，譬诸风水随处充满，流荡百骸，各经传遍，无不至焉。

三十六风六经分属

其大麻、蛇皮、脱跟、鱼鳞、邪魅、血风，发于心经。

大麻风

夫大麻风者，乃诸风之长。初起时发于身手，按皮肤

---

① 下元：这里指下焦。
② 浩汗：繁多。

如隔一纸，洒淅不仁，或遇阴雨，或至夜间，则肌肉之内如漉漉然，或痛或痒，渐至皮肉坚顽，剡^①切不知，身体虚肿。此症最易穿烂，手足拘挛，臭恶废弛。由于纵意妄为，不避风寒暑湿、六欲七情，使荣气虚，卫气实，邪入于肌肉，气血滞而不通也。此症以大麻汤并夺命丹、神仙换骨丹、珠云散、夺命还真丹等药治之。又云大风者，初则体气动，热^②气从胸中上下，无处不痛，四肢重，喜卧，善哕噫酸，体面浮肿，往来不时，久而脑转肉裂，目系痛，恶闻人声，危矣！

蛇皮风

此症起于手臂、股腿之间，皮肤迸裂，形如蛇腹之纹，隔寸翁^③音眷断，流出血水，或痛或痒，漫延遍身。此症最速，势迅而凶，若不即治禁戒，十难救一。皆由性悍逞勇，暴妄太甚，触冒风湿，蓄之不散，致犯心火焰焚肺窍，遍败五脏，耗荡元气。用火龙散、奇效良丹等方治之，兼以大补之剂，大料上紧服之。如妄行点刺、熏蒸，即死无逃矣。

脱跟风

此症初起，脚后跟并两踝下发水泡，或皲音君裂迸开，

---

① 剡：挖削。

② 热：三三本作"薰"。

③ 翁（wēng 翁）：天空晴朗无云。

或生小疮，或痛或痒，或生肿塞，久而穿烂，延至足底，俗曰草鞋风。遂至延于足趾头上下，及趾丫内生疮，痛痒淫烂者，俗曰鱼鳃风，即一类也，与漏蹄风不同。此由酒色太过，不避寒湿，败伤气血，或辛苦之人，寒湿凝滞，酿成热邪，以致心火泛流肝肾，风邪毒症脏腑，用苦参丸、大消风散、火龙散等药，禁戒酒色，大补气血，免成漏蹄之害。

鱼鳞风

此症初起于遍身，干白浮痒麻木，渐生小疮，变成梅花大片，如刀刮鱼肚之皮，或如蛇背之纹。痒而搔之则痛，或出黄滋水。冷热皆怕，或如榆树蜕皮，大小不一，俗又称为榆皮风。久则延烂成疮，浑身腥溃，脓血黏秽。皆由耗散气血，元阳虚败，寒湿风邪漫流肢体，又遇暴勇、忿怒、房劳、五味，乘其侮而深入脏腑，最能害人。宜以大消风散、一粒金丹、火龙散等药治之。此乃心经毒症，谓腑之害也。

邪魅风

此症初时，偶尔好悲如醉，狂言惊怖，向壁悲啼，错词歌笑，或不言语，梦寐喜魇，或与鬼交，乍寒乍热，心腹满闷，气短不食，古云气症，又名狂风。走入神庙，妄言谵语，叫号嘻笑，体满失色，久而瘫痪，身痛危顿。此由风水阴阳所损，偶为鬼魅、妖邪、惊恐触心，或忧思妄想，以致邪迷心窍，损败心液耳。速用搜风顺气丸，疏风散气，镇心补血，安养元神，兼以内助扶救气血可愈。

血风

此症初起于皮肉之间，如血灌周身，充满肌肤，如被杖之状，或生血泡浮肿，或朝夕来去，阳气乘之则早盛暮平，阴气乘之则晚凶早减。或衄血、吐血、咯血，或喜卧、哕噫、吠音坳酸，或齿缝中时流血，面肿目疼脑裂，或生红片如钱麻痛，或肿处穿即流血不止，或大便出血，血亏则手足挛蹩①，血乏则形变神焦渐死。乃心毒流于肝经，火炎血泛，邪热太甚，风湿外驰。由于乘风行湿，醉饱房劳，好勇斗狠，入水迎风，或忿怒饮酒，或忍饥竭力，以致邪毒攻击，疲困倦软。宜以补旧汤、铅汞膏、二八济阳丹等件散邪降火、清气养荣之饵救之，免死。

其鹅掌、鼓槌、血痹、糙糕、痛风、癫风，发于肝经。

鹅掌风

此症先于手心并指丫间生紫白癣，麻痒顽厚，抓之有白皮鳞屑，搔后又痛又痒，汤沃则爽，每于汤中爬破成疮，或红白乖癞②。其形俨③如鹅鸭脚皮，故以名之。或生

---

① 蹩（bié）：跛，扭伤了脚腕子。
② 成疮或红白乖癞：三三本作"或苍，或红，曰乖癞"，义胜。
③ 俨：很像真的。

于足面及穿鞋处，混如鞋面而生，俗云鞋带疮，又名鞋套风，其实即此风也。久则穿溃秽烂，脓臭延及遍身，败恶弥甚。乃因劳心焦思，饥饱肆欲，汗露纵力，风湿伤血，或暴怒冷餐，火邪入肝，心肺戕害，日渐虚损。发于肝家，故先起四肢四末，次伤及根本也，不可轻视，最耗真元。以大消风散、二八济阳丹、小枣丹用心调治。另有一种指甲浮薄，隐隐如见血痕，不痛而作拘急不爽，名曰鹅爪风。久则烂去爪甲，指头尫落，大害难救。每日清晨未梳洗，取自己眼脂涂之，久则自愈，名曰还神丹。内治以清阳散气摄血之药，久服可愈，除此再无他法。

鼓槌风

此症初起于肘膝间酸痛，怕见寒湿风冷，行步艰难，俗医皆认为寒湿脚气。久则肢胫屈弱，骨节大痛，腿肉渐去渐小，膝踝胀大，趾指酸麻，痛烂堕落，或皮肉紫黑，形如鼓槌，故有此名。由感冒雨露，劳倦卧湿，恣食生冷，丧败气血，风湿无制，邪伤荣卫，肝血无拘，流注脾肾，液竭精枯，致使筋骨不荣也。以神仙换骨丹、独圣丹、枣灵丹等药治之。另有一种怪症，四肢节骱①如脱，止有筋皮相连，不能举动，此名筋癣风。风病之内，或多杂之。以黄芦酒浸一宿，焙燥研末，名独胜散。每服三钱，酒送下，久服自愈。

---

① 节骱：解剖部位名称，指骨节间相接之处，即关节。

血痹风

此症初起时常疲倦汗出，卧寐不时摇动，形体如被风吹，淫奕①倦怠，或时攻击而痛。久渐发出紫块肿胀，痛极则痒，酸软而麻，痒极则痛，或时穿烂，臭恶跛挛败形，日夜叫号。乃由体虚而风邪深入阴分，气血为风邪所击，肌肤弛缓，皮腠疏开，风邪暴侵，肝家受病，至心气煸郁，脾湿并痊，故生毒虫蟊蚀肌肉也。以补旧汤、铅汞膏、二八济阳丹等剂治之，庶免变传无治。

糍糕风

此症初起于眉棱骨上，或起面颊间，发生痦瘰，穿烂为疮，开大如钱，或遍身先发小疮，遂变为烂，其症但有脓水流出，变成干堆黏污结秽，积厚甚腥，汗流涎黏着之处，即烂为疮。从首至足，身癞、眼坍、鼻折、唇翻，又名眉风。由贪酒好色，不避风湿，肝血凝结，心火泛蒸，阳气堕散也。急以补旧汤、苦参丸、大消风散等药服之，外用淋洗擦药，大补气血为主。

痛风

此症初起于身肌骨节间，游奕②抽掣疼痛，昼夜无所休息。手足不能屈伸，坐卧不能转侧，或筋缓无力，或伏床瘫痪。阳气虚则夜静昼极，阴气弱则日轻夜重。病久则

---

① 淫奕：过度疲累。
② 游奕：徘徊，往来游动。

衣被不能着体，湿气盛则汤沃少爽，但浴一次则病增一分。风气胜则火焰而略缓，离火更凶。病久则加浮肿，或哕哯不食，或疮烂不能收敛。乃由房劳太过，忧思妄想，六欲七情，日损气血。风湿邪毒伤怠肝液，邪传脾胃，荣卫枯涸，以致精髓败绝。或郁蓄私忿不得发泄，激荡气血而成，或勇怒、饥饱、伤感，疾风、迅雨、逆寒，充漫四肢经络，谓之行痹也。其痛转展不定，又名旋风。治以大定丸、如意通圣散、阳起圣灵丹、神酿丸等药，服之则可。

癫风

此症为狂病也。狂妄不情，筋挛作振，肢体牵掣，号叫不已。或屋檐骇走，或歌舞哭笑，毛瘁色败，皮肉肿胀，寒热交作，或哕呕咳吐。气痤云①：癫风一发，跳入神庙，妄言神鬼，披发狂走，打破器物。百日之后变吐作虫，手足痿躄，屈曲痛麻，变症百出。经云②：凡人身之气血为正为内，天时之风寒为邪为外。若居处失宜，饮食不节，使脏腑内损，气血内虚，风邪则外伤之矣。肝藏血，主魂，悲哀恸忡则伤魂，惊恐忿怒，积郁恨毒，气血败亡矣。以夺命还真丹、四魔丹等药主治，再以养神摄血为要。

其半肢、软瘫、紫云、干风、刺风、痒风，发于脾经。

---

① 气痤云：下语出自《诸病源候论·诸注候》。
② 经云：出处不详。

半肢风

此症上下酸疼，或左或右，注于身之半边。如酸如痛，如麻如木，如困如痴，倦怠废弛，或虚肿，或作挛拳①，或骨髓抽掣，或遍身游奕，或振抖若惊，或痿败若瘫。在左则死血凝滞，在右则痰涎瘀膜，或曰偏枯，或曰痿痹。久则眼痦、唇歪、背偻、肢软，叫号而死。乃寒湿痓于骨节，风邪克败脾土，肺肾无根，贼邪自胜也。以救苦回生丹、二八济阳丹，兼以大补元阳、养血调气扶本则愈。

软瘫风

此症初如痛风之状，或作寒热，或麻痹不仁，精神疲惫，渐渐肢节倦败，怠惰困乏，骨节痛缓，手足无力，身如柔绵，或肿或瘪，拘缩挛急，或节间鸣响，或怕风寒，遂成瘫痪。水庄云②：手脚游肿作痛，四肢不收，古称骨痿，即周痹也。由风冷贼邪中伤髓液，脾土不固，五脏无本，以致血气亏乏。以神仙换骨丹、搜风顺气丸、二八济阳丹等选治。

紫云风

此症世多有之，身生紫赤黑斑如钱，延晕如云霞之状，非疥非癣，形似麻癞，或少作痒，人不为怪，视之如常。久而肿起，微见形状，渐觉麻痒，抓之则痛，或有皮起，手足

---

① 挛拳：蜷曲。
② 水庄云：下语出自《诸病源候论·诸注候》。

提硬，嘴唇微厚，眼胞微肿，或自赢瘦，或时肠澼，隐隐口眼歪斜，肢困力倦，皮肉浸淫，不时跳动，间或几处剜切不知，毫毛毡落，脉络闭涩，痿软瘫痪挛曲，变成烂麻难治。盖缘危败迟而人不为异耳。初起又有错认为汗斑，忽而不治。由七情蛊疰，元气损伤，感冒秽毒，积久虫钻五内，酒色财气，郁忿暴怒，风寒暑湿，煎酿成之。脾、胃、肝、肾精血衰败也。以搜风四七丹、二八济阳丹久服，有效。

干风

此症身无痛处，惟生灰白斑点，与常皮肉略异，肌肤干燥，手心足底发热，身体渐瘦，血液干枯。初视轻易不治，久则气消血枯，倦困气短，减食无精。若周身干瘪，皮肉不仁，已难治矣。由大怒大忿，大勇大怯，战兢惊恐，或酒色过度，或抱怨不舒，风湿不知而自中，寒暑不避而暗伤，妄餐努力，忍饥劳神，以致脾土败坏，闭塞元神也。以神仙换骨丹、二八济阳丹、神效追风丸、救苦回生丹、升天脑麝散等方，与紫云风一般选用。此种又可用蒸洗之法，须行气补血，大养元神，以活肤腠。

刺风

此症皮肉间不时蓦然如锥刀所刺，霎然掣痛，寻摸则不知，甚则如割剜，皮肉淫跳振跃，闪然走痛，流注不定。或骨节间如火烧熨烙，酸痛难忍，久则不能动摇行履，甚则衣被不能着肉，眠卧不能翻身。若轻转侧，刺痛几死，挛困而愈。由体虚腠开，则暴风入里，邪气与正气交争，风湿击驳，急服迅药逐去邪毒则愈。若少懈怠则大病成矣，不治。宜以一粒金丹、小枣丹等方择治。

痒风

此症浑身淫痒，蜉蝣不息，犹如腐木，细虫行于肌肤，皮肉跳动，搔之不止，汤沃不息，久则气血衰败，津液耗竭，痒入骨髓，搔破成疮，弥烂方止。又曰淫风，曰鳞子风。内有细虫着人甚痒，不见其形。由不择居处，不节饮食，湿热自炽，风邪并蠹，脾胃亏乏，化生九虫，钻嘬吃同肺肝，泛伤脾胃。以大消风散、六神辅圣丸、二八济阳丹、防风通圣散选治。另有一种遍身皮里浑浑如波浪声，痒不可忍，搔之即血出不止，乃风气复遇火热而奔走肤腠，名曰气奔。用人参、虎杖、青盐、细辛各一两，水二碗，煎数沸，饮之，连进愈止。又有血不荣于腠里，以致体虚作痒，火煏汤沃，少息复作，丹溪以凌霄花末一钱，水萍末七分，四物汤加黄芩煎汤调服。

其白癜、载①音刺蚝蚝同、历节、壁泥、疹风、哑风，发于肺经。

白癜风

此症初无痛处，但皮肤麻木，生灰白斑点。久如涂

---

① 载（cì 次）：一种毛虫，刺蛾科黄刺蛾的幼虫。

垩①，顽惫，又变亮赤色，即曰紫癜。患之不治，亦有终身无害，惟形状怪异者。又多有损败气血，遍身皆然，神瘁精疲，减食，憎寒壮热，怫郁困怠而死者，由淫毒伤肺，金气泛于外以克肝血，毛发枯萎也。以枣灵丹、玉枢丹选治。又有夏日身生紫白斑点，汗出则痒，秋凉少息，年复增之，亦曰紫癜，名汗斑也。因酗酒房劳，感受风湿，邪热抟于皮肤，血气不和而发，又名历疡，又名汗黯，皆一类也。以雄鸡内肾调麝香，浴出敷之，用新青布衫紧着睡一夜，大汗出，明早热汤沃之，其斑俱氄在汤内，不发矣。

截蛄风

此症偶然把搔，误触皮肤，卒然极痛难忍，正如夏间截蛄虫螫人之状。久则转侧动摇之间皆痛，走注游奕，如斜刀割刺肌肉，叫号不止，若及遍身，无可救矣。由乘汗入水，踏冰履霜，不惧寒湿，以致心火泛焚肺经，毒注脾络，以致毫毛不舒，荣气挛缩，毛尾拳曲，倒插肌肉。以大消风散、枣灵丹等方治之。风疰云②：人死三年之外，人魂化作飞尘，着人成病，皮肉掣振，游奕不定，发落颈项痛，骨立鸣解，目疼，鼻酸，齿蚀，顽痹，如蛄螫也。

---

① 垩：白土，泛指可用来涂饰的土。
② 风疰云：下语出自《诸病源候论·诸注候》。

历节风

此症于腰膝、腿肘、肩膊之间麻冷酸浙，渐觉走痓抽掣疼痛，肢节肿大挛瘲，举足不能，甚则手指、足趾节节酸痛，俗名鬼箭风。祷祀求神，养成大病。皆由妄性肆欲，保养失节，感冒所致。六淫荡败，血枯气衰之故。肺注骨，肝注筋，肺肝受伤，血气不运，亦曰白虎风。多发于肘、膝、臀、胂音甲之间，人唤为鹤膝风。惟在节骱间病也，又曰缠枝风。其在肢节间病也，古人称为着痹。宜以定风散、驻车丸、救苦回生丹选治之。

壁泥风

此症身生灰白色片，如陈壁土状，呆燥无光，无所痛痒，人不惊心，殊不知肉死不荣矣。乃素性矫暴，或郁忿勤劳，不惜保养，妄冒六淫，寒湿风毒，滥伤诸脏，虚火兢①起，克伐肺金，泛形于外，以致皮毛枯槁，形容憔悴，血液不通，手足软痿也。若遍身皆然即死，此为风症之恶候。故凡风之白色者，皆不易治，以补旧汤、奇效丹等方治之。

疹风

此症初生瘾音隐疹音轸，形如麻豆疥癣之状，或痛或痒，乃暴勇之时，或微醉之际，乘风露卧，或浴后肌肤疏畅，即被风邪所犯。复有邪毒不正之气，并寒湿相乘，注

---

① 兢：小心，谨慎。这里引申为逐渐地。

于肌中，则邪热之气结于腠理，逢阴雨即凶，晴暖少缓，屡瘥屡发，久则连片穿烂，使肺毒并心，戕贼气血。以大消风散、小枣丹、玉枢丹等方治之。又有一种面上风癣，初起呋瘰，似疥非疥，似癣非癣，多感于春秋之时，或痒或痛，或作寒热，渐成细疮，黄脓腥秽，滋水滴流，黏处即变成疮，延蔓条①息，名曰吹花疮，又曰吹花癣，妇女多生之。此乃肺受火炎，蕴积风热毒秽之气，阳邪上升，故发于面部。如在眉额间起者凶，但飘逸俏俐爱洁者偏生之，或暴妄偏执骄傲者，或阴毒固感者，或醉卧乘风御湿者，或恣食糕果油腻炙煿者，皆患之。倘又使汤火贼风冲激，则势愈盛，若不速治，被风火湿邪袭之，变为疠风，延入发内，则不能治矣。急以清心顺气，散肺火，祛风解热，而正淫邪，久久方可除根，否则虽愈必发。

哑风

此症音哑无声，肺气者音声，五脏清明之气皆贯于窍而为五音。若温融和润则阳气调匀，其声通畅。若风湿阴邪抟于阳分，凝滞津液，使气道不调，清声闭塞。会厌是音声之门户，悬雍为发音声之关节。若风邪触于关户，橐②钥闭塞，激动痰火，轻则声嘶而喉破，重则语哑而失音，五火皆动，肺金伤败。以救苦回生丹、夺命还真丹，

---

① 条：三三本作"倏"。
② 橐（tuó 沱）：口袋，这里指咽喉。

兼以凉血生津、降火祛邪、养气和肺之药服之，则可。

其冷麻、漏蹄、虾蟆、核桃风、水风，发于肾经。

冷麻风

此症初时麻木，久渐坚顽，剜切不知，或冷痛，或节骱酸痛，怕见霜露，不能入水，汗液不出，或遇秋冬，愈觉抽掣不能动履，血闭不流则生水疱。穿烂成疮，手足软曲，肌肤弛缓，筋骨懈惰。由酒色过度，肾水枯竭，或劳怒之时不避寒湿，风邪中深，内气不固，毒从外寇，病极则瘫痪痿败，憔悴而死。以奇效丹、二八济阳丹、六神辅圣丹、真方夺命丹等方选治，再以收湿补血之剂佐之。

漏蹄风

此症于当脚底中央踏不着实处，乃是涌泉穴，内生小水窠淫痒，搔破则流黄水，疑是水窠疥疮，视为微疾。久渐成疮，内生蛊蚀，烂秽不敛，渐至对脚背上穿烂流脓，一身之毒直注下流，无所关阻，津液气血下败不收，俗名穿心脚底风。死者多，而活者少，因初不速治之咎也。由劳役太过，风湿乘袭，色欲太盛，肾水耗竭愈伤，心主妄想纵肆，贪淫无厌，忧思克念，气血难聚之故。以苦参丸、奇效丹、火龙散等方选治之。

虾蟆风

此症身生瘰块，大者如拳栗，小者如弹丸，凸起高低，麻冷疼痛，肘后酸劲，或癣癞小疮，紫黑肿胀，形似虾蟆之状，俗名癞麻风。穿即成疮，流脓臭秽，由酒色荒淫无度，伤败肾水，又遇水湿寒邪，聚损脾络，周身败坏。以斑龙八帅丹、夺命还真丹、二八济阳丹、神效追风丸择而治之。生疰云①：名曰斜②风，使心胁转痛，体疼移易牵掣，冲绞心胁，目赤吐逆，眉发髡脱，身生毒疮，皮黑瘩瘰，形如癞蛤虮之状，南方呼为疠厮蟆也。另有一种，头面遍身肉内发起肿块，如蛇盘之状，名曰蛇核，用雨湿砖上青苔为细末，水调涂之。

核桃风

此症初生疙瘩，高低块瘰，红紫垒垒，大者如栗，三五连串，小者如槐实，色如葡萄之状，颗粒皮间。乃忧思过度，房劳太甚，邪伤肾水，神无资助，风湿妄肆于肤络之表。急用火龙散、枣灵丹、升天脑麝散救治。若仍不禁戒色欲，则腰背屈曲，手足痿顿，指膝挛毁，口面腐败，鼻崩眼坍，骨蒸发髡而多汗，体常牵掣而强直，皮肉隐痛，喉如吞物者，害则甚矣，又名汗风，亦名葡萄风。又有一种或于手掌指膊，或足腕、股腹、肋胁之间，或颈骸头面之上，生细黑块瘰。若天明气朗则隐而不见，遇阴雨湿蒸则发之，或上半日不见，一交酉戌之时③则发淫痒，抓搔则痛，或天气晴明，其色鲜红或浮白作痒，阴雨则晦

① 生疰云：下语出自《诸病源候论·诸注候》。
② 斜（tǒu）：丝黄色。三三本作"纠"。
③ 酉戌之时：十七点到二十一点。

黑紫痛者，名曰妒痴疮，郁火风邪，荡注脏腑也。速以祛风养血、调气清阳之剂治之，不尔则成大风矣。

水风

此症初起如水臌，四肢浮肿，饱闷痿惫，后渐周身发疱灌水，穿则为疮，脓滋腥污，霎时溃烂。若于肢节间发，则软瘫不能行动，须眉髡落，手足挛折，鼻崩唇翻，趾掌毁堕，又曰烂风。若脐中时常绞痛，饮食坐卧汗出，渐渐赢瘦。若肿从脚起者，害甚急矣。由酒色暴勇，性狠偏狂，怒忿气郁，荣卫败坏，精液枯涸，又被湿毒寒邪伤损五脏，亏耗脾肾，或怒入水，湿滞凝留之故。此种多是风水阴阳所损，年命神煞为祸，以搜风顺气丸、苦参丸、升天脑麝散，兼以祛邪调气、养正扶神之剂方愈。

热风

此症初起目脱，恶风寒战，鼻中常流黄浊涕①，或咳吐脓血，鼻崩、眼坍、耳塞，而气闭不通，救迟则死。又水疰云：热风即湿风，体黄发落，两目失明，三年身大，水盛生虫，内蚀五脏津液。由劳役太过，肾水枯竭，肌肤不固，暑湿、风热、暴火之气先从毛皮而入，后伤气道，肺液受亏，五火乘邪而起，此等正谓保养失节所致也。以搜风顺气丸、枣灵丹、神效追风丸等方治之，兼服大补元阳之剂。

其雁来、疙瘩、鸡爪、蝼蝈、弹曳、蛊风，发于

---

① 涕：原作"弟"，据文义改。

胃经。

雁来风

此症每起于七八月间，作时则手足乖癞燥痒，形如蚀癣，或白或紫，或顽厚如牛领之皮，搔破则血水流出，疼痛无时，交春则愈，交秋则发，按年如是，故曰雁来风，感受非时也。然疠之邪毒蛊肺金，五火交作，风湿乘之则发矣，若雁去时不愈，四季皆然，则成大风矣。以奇效丹、六神辅圣丹、升天脑麝散治之。南人呼此曰社风疮，盖雁乃春社①去而秋社来也。又有一种湿癣，名历疡疮，亦于春二月、秋八月雁去来时，发于四肢软内②，渐大热痛，亦名雁疮。荆汉人多患之，与雁风同治。另有一种，每至秋冬则手指或遍身发红点作痒，乃寒气攻于腠理，阳气闭绝不能发越，怫郁而作，亦名雁风。治以人参败毒散解其表，补中益气汤实其里，则愈。又有一种，每于二三月乃手足生疥癣之类，名痹疮，形如雁风，交秋风高③则愈，名曰燕疮，或发于颈项之上，与雁风同治。

疙瘩风

此症初发痦瘰，五色瘾疹，遇热则痒，逢寒则痛，搔之成疮。久则寒热交作，虫啮肌体，形如蚤虫瘢痕隐隐在

---

① 春社：社，古代指土地神和祭祀土地神的地方、日子以及祭礼。春社，春季祭祀土地神的日子。

② 内：三三本作"而"。

③ 高：三三本作"变"。

内，复感寒湿则斑烂瘫痪难治。若发于脚背并趾头后跟，连片紫白，其脚面大胻^{音行}骨俱无，名曰鞋带疮，又曰草鞋风。由寒湿风邪客于皮肤，渐入荣卫，肺金受制，脾胃空虚，土衰水贼，又遭霜露触之即发。巢元方云：初生斑癫，隐隐如癣，或红或紫，或黑或白，渐大变形，或肿或瘪，或痒或痛，久则成疮，筋骨酸痛，冷热抽掣，脓涎臭秽，肢体败烂而死。乃酒色太滥，荒淫无度，或阴毒傲慢，含蓄郁气伤肝，乏力劳神，复败肾水，又遇风湿注损胃络，遍延脏腑，致成大病。以六神辅圣丹、苦参丸、神效追风丸治之。如发白燥癣疮从手足起者，名曰四末风，最难治。

鸡爪风

此症手足自摇，振抖无力，不能持物，举动艰难，牵引挛缩，霎时僵直，或节骱麻木大痛，腿肘转筋，乃秽毒过伤也。肝胃太薄，湿热已极，血涸骨枯，肺肝损坏，亦有地理阴阳所损成患。以大麻汤、真方①夺命丹、大消风散等方治之，兼补气血、清阳养元为上。

蝼蝈风

此症渐生块瘰，三五连串，大小相贯，肘膝先见者轻，颈项胁肋先见者重，渐大成串，延长如土狗虫钻入地

---

① 方：原作"弓"，据下文"真方夺命丹"改。

穴。身之病形，或作寒①热，或痛或痒，俗医认为栗子治之，反速其祸，久则周身穿烂而死。乃犯恶毒臭秽不正之气，暴触胃腑，大毒伐脾五内，皆云②泛走肤络，气血亏弱，恶邪外鼓，九疰之虫毒蠹于肌表。须斑龙八帅丹、苦参丸、真方夺命丹、玉枢丹等方治之，再加熏洗方愈。又有一种浑身生泡如甘棠梨样，破则出水，内有石一片如指甲大，穿则石出方愈，其泡复生不已，抽尽肌肉则死。以莪术、三棱各五两，为末，作三服，温酒送下则愈。

𤺺曳风

此症或时不觉，强劲晕倒，手足无拘，或舞踏牵掣，或挛拳伸缩，肢冷卧地，俗名打弯风即此也。寒疰云③：即名绝风，心腹满闷，懊痛呕沫，久则大便出血，吐涎青白色，腰脊强时，不觉绝倒在地，与癫症相似。盖人以胃气养肉，贯溉经络肌肤，若肆欲醉饱，房劳忧怒，使胃气衰竭，以致经脉虚耗，则筋肉懈惰，肢体弛纵，不能收摄，风邪渐搏，气血涣散，困乏痿顿。以一粒金丹、夺命还真丹、真方夺命丹、四魔丹，兼以祛风、降火、消痰、调气之剂治之，免成大风。穿烂瘫痪，难治。

---

① 寒：三三本作"实"。

② 云：三三本作"空"，义胜。

③ 寒疰云：下语出自《诸病源候论·诸疰候》《诸病源候论·寒疰候》。

蛊风

此症初起，腹大肢瘦，形如虫毒，眼赤唇翻，久则浑身胀肿，皮内紫黑，浮大虚肿，毛发先落，形貌丑陋，后则腐烂危困，或身战动，口眼歪斜挛屈，又称为毕风。势恶危速，而易于传染害人，乃气血虚损，以致九痊毒虫入于胃腑，流蛊五脏也。或因寒湿太重，血滞脉络，虚火击搏而成。以救苦回生丹、搜风顺气丸、四魔丹选治。此种亦有邪祟不正，阴阳所损之故。又有一种，面上生疮，如猫儿眼睛石①，放光生彩，并无脓血②，冬天自退，项背皆然，名曰寒疮，亦怪症也。由多食鸡、鱼、蒜、韭之故，用温补之剂自愈。

夫历节、截蚝、疙瘩、鸡爪、刺风，皆痛风之类也；鱼鳞、鹅掌、雁来、疹风、干风，皆痒风之类也。

痛症之类最多，如走痊而痛者，风与邪气流行也。痛在一处，定而不动者，死血聚也。抽掣游奕，霎然如刀锥刺，寻之不知其所者，乃湿流关节也。夜剧昼静者，阴邪侮阳也；暮苏旦甚者，阳邪侮阴也。如遇阴雨或至隆冬严风则发者，寒湿搏凝也。似痛非痛，洒淅不知其处者，劳伤气血，湿痰散走也。皆邪气伤于内，与脏腑传应而作也。若痒则不然，皮肤之上浮游淫痒者，血虚火气乘之

---

① 石：此下三三本有"不"字。
② 并无脓血：三三本作"亦无脓出"。

也。外虽痒而内觉痛者，邪在表而毒注内也。烙之以火，沃之以汤则爽者，劳伤瘀血凝滞而不散也。痒而搔之又痛者，血虚热气聚也。痒处见汤则肿者，元气虚败，诸火布于腠理也。古云：痛无补法。又云：痒麻虚宜补，疼痛实宜泻。又云：诸痛无补，诸痒无泻。实乃邪气充灌经络，补则助邪为害矣。虚乃正气亏乏，泻则引邪深入而无救矣。

紫云、白癜、大麻、核桃、哑风，皆冷麻之类也；脱跟、糍糕、蛇皮、漏蹄、血痹、热风，皆烂秽之类也。

凡似痛非痛，似痒非痒，或抓刺剜切不知，或按于肌肤如隔一纸之状，或酸渐顽痴之类，皆曰木驾①而麻也。凡疮痒穿溃，脓血淋漓，浊水滋黏，迸裂皲破，皮肉腐恶，皆烂坏之属也。

虾蟆、蝼蝈、血风、水风、蛊风、癫风，皆肿胀之类也；邪魅、鼓槌、软瘫、壁泥、半肢、弹曳，皆痿惫之类也。

凡身体虚浮，腹大如鼓，手足头面肿大，皮肉如瘫而不穿，凹凸不定，或胸臆闷塞，胁肋膜愦，气不升降，神不舒爽，皆肿胀之类也。凡手指挛瘸，腿趾跛蹩，腰背伛偻②，口眼歪斜，身体痿软疲困，左瘫右痪，干瘪僵直废弛，行步艰难，皆惫坏之类也。

---

① 驾：三三本作"笃"，义胜。
② 伛偻：腰背弯曲。

卷　二

六经三十六风总论

若夫岚瘴蒸袭日月霾光

岚瘴，乃山川郁薄、沆瀣①之气，天道乖违，则弥漫充塞于六合之内，则日月蔽其光彩。如患疠风之人，湿热邪毒之气蒸袭，或服热毒之药，久则眼目昏暗，翳障注烂，自然失明也。

龙虎骄腾波澜泛涌

云从龙，风从虎，乃阴阳物理之道。若龙虎失职，暴厥逞威，则风云倏陡，雷电交挈，淫雨滂沱，飙飔嘘吼，其波涛涌跃，泛滥狂越矣。如风疠之人，不惜身命，冒犯贼邪，则气血由之而荡败，恶证由此而变更，大病既成，将何救治。

火炎崐②岗兮英华涧落

火炎崐岗，则玉石俱成灰烬矣。烟炱③狂淬，草木岂能抵受？枝叶焦坠，根本伤残。如风病之人，邪火内盛，则毛

---

① 沆瀣：夜间的水气，露水。
② 崐（kūn 昆）：昆山，古代传说中产玉之山。
③ 炱（tái 抬）：烟气凝积而成的黑灰。

发须眉焦燥败毸，髓液干枯，面貌不荣，肌肤黄瘁不泽矣。

神离元牝①兮空谷传声

《老子》云：谷神不死，是为元牝。又云：元牝之根，众妙之门。人之泥丸丹田，元神守之。如元神不守，则精气离散，病将生焉。神既不守于宫，精神涣乱，元气无依矣。则声何从而响应神气之音，元神有亏，橐龠②关节危败，则音声变异矣。如风病之人，邪火焰盛，致使精神散乱，气血败亡，橐龠会厌无从摄养，则语言错杂，音哑呆噤之病，变更健忘颠倒也。

蜂蠹花心而不实

草木果粟之实由花以结成，花之精灵乃心上之簇粉也。若花之粉箱有损，则不结实矣。如花发时被蜂蝶之蠹残蚀其心，则不成实，总结亦难肥大。由此知人之元神在于精气，元神全以肾水所钟。若风病之人不惜身命，恣贪色欲，败损精液，如花之损心，则性命不能延永。

鹰馁臡③音泥裁④而烂肠

鹰食诸禽之肉以养生，不食草木之类。宋王养一鹰甚

① 元牝（pìn 聘）：应为"阴阳"之义。

② 橐龠（tuóyuè 陀月）：橐，古代的一种鼓风吹火器；龠，古代通风鼓火器上的管子。

③ 臡（ní 泥）：同"胏"，带骨的肉酱。

④ 裁（zì 自）：切成大块的肉。

爱之，意其食肉则肥健，日令庖人剐百鸟之肉，剁成团而喂①之，恣其过饱，肉内又以椒辣之味和之，使其香而美也。鹰食过甚，不久肠嗉腐臭而死。如风病之人，宜节饮食，澹②滋味，菜蔬调养。若不谨戒而馋食肥甘香辛美味，犹鹰食虋饼，非惟不能养生，岂得苟延残命。

色如随锦流霞邪充五内

浑身遍发斑驳红肿，赤色、黑色、五色之纹者，乃寒湿风邪毒气，流注充满于五脏，泮③涣于脉络百骸，病势已剧，内形于外矣。

形似熏煤磊石血溢六经

人赖气血周流充润，故肌肤滑泽，容貌光华。若面色如烟熏昏暗，或似煤炱晦黑，或块垒高低，黧败灰尘之比④，则气血不守，内涸枯焦，元气泛伤于外，精神败蠹，离脱荣卫，大病已剧。若不速救，则夭折之患立至矣。风病之质，不过痛、痒、麻、烂、悫、胀六种也。

古云：头面起者曰顺风，腰足起者曰逆风。上部先见者上必盛，下部先见者下必多。

人身十四经枝络丝系皆环于巅顶，交于百会，气血周流，旦夕不息。五脏之窍，皆达于面。故面乃诸阳之会，

---

① 喂：形容鱼、鸟吃东西的声音。三三本作"喂"，义胜。
② 澹（dàn 淡）：通"淡"。《晋书·华表传》："清澹退静。"
③ 泮：散，解。
④ 比：三三本作"状"。

独能耐寒。诸气相逼，故脏腑受病，先见于头面，气血皆向上，领毒上出也。若于腰胯之间先发者，则气血凝毒，搏滞关格，上下不舒，腿股厚实之处不能藏蓄。若先见病，则气血引毒垂下，而日益深沉，药力难至，不易驱伐。经云[①]：身半以上同天之阳，身半以下同地之阴。从上发者，阳中之阳，气从上出而为顺，攻之易散，气反下行为逆，伐之难于奏效。上部先病，邪聚于上；下部先发，邪并于下。丹溪云：气受之则上多，血受之则下多。盖气之性冲上，血之性流下也。故上多病者气必虚，下多病者血必竭。风本属阳，疬本属阴，故疬疮于下部先见易治，在头面起者必凶，又有遗毒之患。阳明胃与大肠无物不受，曰百纳之仓廪，风毒之气皆蓄于此而发，如布囊盛物，一有穿孔，皆从而泄之。风在人身亦然，如有穿烂者，则不能速敛，毒气渐出也。

导痰去湿，利气清阳，针委中，刺肿块，耗泄毒血，治要之捷。万类千方，不过如此。

风湿中人，虚火随起，痰因火动，气滞不清，肿处则毒凝聚，针之使散。且如有治紫云肿块者，以小艾炷灸之，火气透入皮肤，摄引邪入走出也。委中穴，在两足对膝后腘中央曲脉两筋中，即血郄穴也，三棱针出血妙。八风八邪穴，在手足指趾本节背后交叉中，虎口内，直针入

---

① 经云：下语出自宋代崔嘉彦《四言脉诀》。

三分，泻，多不入①经络，与膀胱经之委中同治疬风，麻痹不仁，挛曲无力之症。

蛔音回附②、轻粉、砒霜，切忌不可妄投；参、芪、白术、芎、归，尚且宜择而用。祛风、泻火、杀虫、排毒为先，补血、壮元、导滞、坚筋相济。血足风自消，气清风自散，是圣贤确论，万古之下，岂能改乎！

世有妄医，用八将追魂方，内有砒霜与土狗③、蜈蚣等件。又有一等粗人，妄用乌梢、赤练等蛇煅灰，暗投药中，与病人服，乃云以毒攻毒，其害甚大。古有醉仙散，以轻粉为主，服之或一时苟愈，必使毒留脏腑，百节铸痛，至死不已，又使肿块痿顿。盖毒犯心经，则肘膝肿大溃烂，筋节脱落；毒犯肝经，则眉发秃落，皮色放光不泽；毒犯脾经，则贪嗜馋食，音哑，眼皮坍垂失明，肉坚块瘰，口㖞，头晕疼痛；毒犯肺经，则痰涌喉痹，鼻毁臭烂，手足挛曲；毒犯肾经，则腰跛膝躄，骨节酸痛，脑裂，阴茎烂落；毒犯胃经，则浑身疙瘩，脓秽腐臭，瘫痪胀满，或脾泄泻痢腹痛，终身为害。风疬之人，其热必盛，故血液干燥，皮毛枯脱，若又加附子、川乌等热药，犹抱薪救火。人之眼毛，扇扫尘埃，使不入目，故常闪霎冉动。若燥热秃落，则尘埃无所祛扫，飞入目中，必常揩

---

① 入：三三本作"灸"。
② 蛔附：疑为附子，待考。
③ 土狗：即蝼蛄，具有利尿、消肿、解毒之功效。

拭，渐致眼红坍烂而成大害。且虚火暴虐，则真水必衰，若又以乌、附谬言补阳，岂不助火邪而燥其阴？肾水干涸，欲火炽盛，以速其死。又谬云用蛇、蝎等药以毒攻毒，欲劫病于一时，以诱财利，不知癞风由毒积成，又遇毒药，以火济火，如寇遇伙，类聚混淆，反助贼邪钻透骨髓，蠹戕元命，岂可用乎！盖风病血虚即阴虚，庸医疑[①]以大补为主，用人参、黄芪，不知黄芪乃补气之剂，服之反助阳邪而耗阴血。经云：血虚服气药，则血愈亏，病必日增，过多则死。如水在沟潭，风卷必涸，故血虚忌用气药。人参益气生津和中，病后仅可服之，又助太阴之火，故肺热者宜忌。况多服必有参毒，发喘涌痰，总不如玄参摄血归元，祛五脏之游火，为风科之要济。白术调脾去湿，川芎为血中之气药，行血滞于气分。当归为血中之主药，活血各归于其经，始治必用之为纲领。古云[②]：医风须补血，血足风自灭。又云：医风须理气，气清风自去，极有旨趣。壮元可不痿，坚筋可不挛，豁痰则气自清，降火则血可养，此治风之要也。

须戒嗜欲，绝女色，禁食一切动风伤血、败气腥鲜、辛甘瓜果、粉面，方可延生，否则虽愈必发。

风病之人，不忌毒食，乃加重之端。不戒女色，实速死之兆。故丹溪言治五人，只一贫妇淡薄且寡，得永天

---

① 疑：三三本作"拟"，义胜。
② 古云：语出宋代陈自明《妇人大全良方·妇人贼风偏枯方论第八》。

年，禁戒之专也。余皆不免再发，不守禁戒之咎也。孙真人治四五十人，终无一人免于再发。非真人不能治，盖无专心守戒者也。其猪肉、羊肉，动气发风。牛肉、驴肉，沉疴顿起。烧酒动火，面酒①动湿。肥甘美味，皆宜忌之。惟乌鱼功并蚺蛇，鳗鲡杀虫最胜，乌鸭凉血补元，食之又助药力。凡椒、芥、葱、蒜、姜、茄，大能发病，犹当绝之。若不严戒，虽愈必寻毒而生疥痹蚀癣之类，渐滋举发，为丧命之机。

药病总说

三十六种风症，不过痛、痒、麻、烂、肿、愈之类；一百八道方药，皆排毒、杀虫、补血、壮元、理气之剂。诸贤秘论各擅门墙，自古圣贤遇病立方，议论参详，各据一理，病风多种，所由不一。且如北人刚勇而地高燥，南人风气柔弱而地卑湿。闽广多有岚瘴虫毒之气，江淮常受汝②水寒冰之伤。海岛风涛，山溪妖魅，贻害无穷。丹溪专攻外感，理气清阳，利于南方；东垣专理内伤，导痰去湿，利于北方。孙真人、王好古、许旌阳、抱朴子等，或以杀虫排毒，或专补血壮元，或惟调气清神，各有大意，而制方无不验。然诸家各有秘旨，后人若能辨症用之，自有效验，须博览各家之术，约而选之，定合符节。如得一

---

① 酒：三三本作"食"。
② 汝：三三本作"海"。

方，便夸能治，必无皆验之理。且如五龙丸^①有斩关夺帅之功，千年药^②有起死回生之妙。瘫烂败绝者，非东华玉髓不能复其原；斑烂舛错者，舍冯夷琼浆乌能扫其迹。若合其宜，如弩发机，若违妄用，如水浇石。

黄龙丸，即水煮黄香丸，能治三十六种大风危症。乌龙丸，治风症内热痰火上攻，并周身乖癞燥痒作痛。白龙丸，又名捕龙丸，治上半身痛风极凶者。花龙丸，又名浑元丹，治腰半以下腿膝大痛者。赤龙丸，即一粒金丹，治痛风遍身抽掣日夜叫号者。千年药，乃祖师邋遢张真人遗下平分家产方，又曰灵宝千年大药，治三十六种大风、十四般大疬，无所不效。东华玉髓，乃大风子油膏，治烂风疮秽者。冯夷琼浆，又名推云酒，治五色疙瘩云，颜麻木者。若对症用之，无不奏效；若乱投妄用，则不见功。

必须脉药相配，诊视相参，对症施治，随手获功。执方胶固，弥紊何灵^③！

凡有一般症候，自有一般脉色，辨诊不同。古有形诊、声诊、色诊、脉诊之条。欲观其形貌而诊验吉凶：如头为清明之府，若倾视则神将夺矣；背为胸臆之府，若胸

---

① 五龙丸：出自《疡科心得集·家用膏丹丸散方》，由山甲、全虫、槐米、僵蚕、土贝母五味组成，治疗流注、腿痛之半阴半阳者，以及鱼口、便毒、鹤膝风。

② 千年药：出自《类证治裁》。由苍术、羌活、乌药、风藤、防己、防风、白芷、大黄、独活、藁本、桔梗、草乌、柴胡、黄芩组成。主治疬风。

③ 执方胶固……何灵：执方，按照常规办事；胶固，牢固。牢固地按照常规办事，只会更加乱，怎么会灵验。

曲肩垂，则气将坏矣；腰为肾之府，若转摇不能，则神将竭矣；骨为髓之府，若不能久立，行动振掉，则骨将败矣；筋为血之帅，若挛曲不舒，则血将枯矣。此为望形之诊也。欲听其音声而诊验吉凶：如语先轻后重，高厉有力，则外感有余也；若语先重后轻，沉困无力，内伤不足也。此为闻声之诊也。欲观其色而诊吉凶：如青者欲①如苍璧，不欲如蓝，如翠羽者生，如草滋者死；黄者欲如罗裹雄黄，不欲如黄土，如蟹腹者生，如枳实者死；赤者欲如绵裹朱砂，不欲如赭，如鸡冠者生，如衄血者死；白者欲如鹅羽，不欲如盐，如豕膏者生，如枯骨者死；黑者欲如重漆，不欲如地苍，如乌羽者生，如煤炱者死。此为观色之诊也。《脉经》云②：疠脉阳浮弦关上也，阴实大关下也，两寸浮而紧，或浮而洪。浮缓者，易治；洪大而数，或沉实者，难治。脉若沉者病反在上，浮者病反在下，皆不治。此为切脉至而诊吉凶也。故曰，阴阳配偶，方脉参详，此理通彻，则药对症，何忧治而不愈哉！若执一死方以治诸症，非惟无益，反害于人。

然导痰去湿，如苍术、白术、南星、半夏、贝母、皂荚、茯苓、阿胶、厚朴、玄明粉、瓜蒌仁、胡黄连、青礞石、银柴胡之类。

湿而膜胀痰结者，非厚朴不消，玄明粉只可为丸服，

---

① 欲：应该，应当。
② 脉经云：下语出处不详。

不宜入汤液。湿痰成块者，阿胶专主，为末服之，若水煎服，则臭而无功。皂荚打痰，从大孔①出，甚速。银柴胡治肺热之神药，疬风声浊痰臭者必用之，只入丸散，不入汤液。若骨蒸寒热者，一见胡黄连即愈，亦不入煎剂，煎则无功矣。

利气清阳，如沉、檀、麝、脑、乳、没、木香、缩砂、豆蔻、益智、远志、升麻、犀角、珍珠、丹砂、牛黄、柴胡之类。

气闭则阳微，气结则血匮。诸香皆能开导幽微隐僻之郁，通达关窍。气滞非提不起，必须升麻、柴胡之属。牛黄、珠粉等件香剂，能消气聚之块，只宜丸散。不入汤液者，以火炒水煎，则味愈苦，令人呕吐哕啘，况有诸香不宜见火之说。

祛风散邪，如羌活、麻黄、荆芥、紫萍、苦参、风藤之类。

病以风名，皆由风湿寒暑之感，若不发散，邪气何能消溶。羌活之类皆不可缺，苦参最杀风疬之虫，疮癣皮内之虫立死，服之五脏蛲虫立去，方中必用之圣药也。

补血生液，如当归、玄参、红花、茜草根、紫草、血竭、鹿茸、夏枯草、桑螵蛸、原蚕蛾、生地黄之类。

玄参去五脏之游火，摄血归元。红花去死血生新血，

① 大孔：指肛门。

为治风必用。戴元礼云：夏枯草为血虚所宜，桑螵蛸之补阳填精，比于人参有霄壤之功。晚蚕蛾有再生精髓之捷，血竭乃去积、瘀血作痛之卒徒，故多用之。

荡涤积滞，如代赭、皂荚、雷丸、蜂蜜、人牙、千金子①、人中黄之类。

油腻脂胶之积滞肠胃，非皂荚不去。代赭石名血师，专排血积瘀凝，善活血不使挛曲。雷丸去积杀虫，只可用于男子，妇人服之，必胀闷、腹痛、发昏，甚则癫呆，痰涎涌塞。故男子用雷丸，妇人用皂荚。

劫杀蛲虫，如锡灰、黄芽、雄黄、鹤虱、枲②实、鹅翎灰之类。

黄芽，粪中蛆也。于四月内未食茄子之前收者方好，以浓茶卤养淘炙香，方无油泛，专祛虫积。鹅翎灰最杀风疮中蚀虫，若皮内痒疥虫，非此不除。

麻痹瘫痪，如菖蒲、天麻、草薢、防己、秦艽、豨莶、胡麻、香蛇、漏芦、石斛、苍耳草、白蒺藜之类。

血枯必痛，血凝必麻，须用补血逐血之剂。故草薢之补阳，菖蒲之升阳，豨莶草乃风病元气亏乏之圣药，非只瘫痪者用之。

筋挛肢软，如苡仁、牛膝、杜仲、续断、狗脊、葳

---

① 千金子：为大戟科植物续随子的种子，原植物续随子又名半枝莲（《本草纲目拾遗》），有逐水退肿，破血消癥，解毒杀虫的功效。

② 枲（xǐ喜）：大麻的雄株，只开雄花，不结果实，称"枲麻"。

蕤、白花蛇、仙灵脾之类。

风注四肢，非葳蕤不能上下左右搜逐，又能消烁诸般毒物。阳痿筋挛，非仙灵脾不能兴起，乃大补元阳之药，实救本之妙药也。

爱食瓜果者，须倍麝香；耽嗜面蘖①者，必求枳椇。曾服汞粉，定用铅磁。若进毒药，急行和解。参、芪之性不及升、柴，此特大略，博而约之。

治风之法，先散寒邪，次攻虫毒，次调元气，次养阴血，待风散虫死，血足气清之候，再拔疮稽，舒其筋而伸其挛，滋生毛发，则病愈不发，补益之药终身服之不可止，乃不刊之秘论也。若欲速不分次序，则随得随失，变驳反掌，非惟无益，必反害之。如升麻能使浊气从右而上散，柴胡能令清气从左而上达。参、芪惟能助气，而反附阳邪以损阴血，风癞以养血清阳为要，故参、芪不及升、柴之提散，洞达经络，开导肌表也。麝香能消诸瓜果之毒，发渴者，乃瓜果之积，用之即消。枳椇即金钩树子，能祛酒毒，好酒之人宜服之。黑铅、磁石、花椒专收轻粉、水银之毒，恐庸医暗投，故宜服之，以免发毒。此用药之大略也。

近世专用大风子为良方，不知此药性猛大热，有燥痰劫血之迅力，制炼不精则病未愈而先失明矣。

---

① 蘖：危害。

大风子，即海松子，又名丢子，因其专能治风而名也。生于东海日出燥炎之地，故性大热，能直入肌骨，杀虫祛湿，夷人称为丢子，当果食之，以治百病。盖海岛之俗，食生物者腹多蛲虫之毒，服此以荡涤之，如闽广人食槟榔以御风瘴也。其肉上白膜最能损目，其油最能败血，如生食之，伤人脏腑。其性怕盐，见盐物即消之无用，故服此者必忌盐酱。若得麻腐与之同服，则功愈胜，须专门用之。制度有法，则功胜于诸药。若无传授而道听妄用，非惟无功，反生他害。丹溪云：大风子有燥热之毒，能败血动痰，损人之目，信不诬矣。且据富翁陈善长患风年久，求予先君治之。先君思善长耽于酒色，日不间断，必难治，固辞不药。善长密贿予家老奴，盗传制大风子之法。善长依法制度三年，共食大风子肉七十余斤，其病脱去，绝无他患。一日持礼币至予家，诮先君曰：昔年求治，力辞何也。先君甚赧颜①，厚谢老奴而去，始知盗方之弊。想风病损目，难归咎于大风子。盖世之不食大风子而瞽②者甚多，后人不可泥于纸上之语。

始以汤药宣畅，次以膏酒灌融，丸散调护，王道之常。

风癫之药，煎剂奇方，最能速效。逐散风邪，通畅脉

---

① 赧颜：羞惭脸红，惭愧。
② 瞽（gǔ 古）：瞎。

络，无留毒之患。第①恐荡败脾胃，故不宜久服。一见病势稍缓，即进丸散以厚脾胃。其豨莶、苦参、苍耳、八宝、归术、丁公藤等膏，捷于却病补养，但恐传授无修炼之法。其药酒虽人喜服，切不可施于初病之时，且风疾初起，病尚点滴块瘰，未曾散漫，若即用药酒追排气血，领毒遍透脉络，则遍身皆病难治矣。须待病愈之后，防其再发，宜服药酒，使药力钻透肢体，把截毫窍，基固神坚，邪毒不能再犯也。其脑、麝、牛黄、金石、香料不入汤液，又忌见火，惟和丸散服之，功力合宜而顺。故治风者，先须汤液，次用丸膏，愈后方进药酒，为治法之序。

世有妄徒，盗习火劫蒸烧之术，愚人争赴，戕害深可痛也。夫风病根于脏腑，既发于外，其势已减，何又煨逼，使毒气复入？假火为祸，暂虽少爽，祸不旋踵。

风癞之病，秽积虫毒先伤脏腑，延注筋骨，譬如寇入，驱出即祸减，追之为上，何故又加蒸熨劫之？复令毒气回伏肤腠，潜入肌脉，假火郁之势，流蠹既开之孔窍，仍伤脏腑耶！且人身毫发孔窍，一见火气，百孔皆开，何气不入？旧邪未息，新邪又入。初则毒气御火，暂离肌表，必然皮毛颜色顿改，骨节酸渐，疑是愈而爽快。愚人喜以为美，非吉兆也。乃新旧邪毒入钻之故，为加病之渐耳。夫病人血气已弱，再犯火毒，则气愈败，血更衰，津

---

① 第：但。

枯骨燥。若至七①七日外，火熨湿热之气，在内寻注经络，充蠹脏腑，必使皮肉坚硬而酸痛，瘦弱无力，精乏目暗，肢软足蹩步涩，再不避风寒、戒酒色，必至腐烂失明矣，宜速解救以免大害。且风虫因内热而生，复得火湿，愈加滋蔓，仍伤髓液。至一百二十日后，其火郁湿热之气，流遍周身，病势反凶于旧。急宜用解药扫拔祸根，多有气血衰弱者随蒸而毙，人犹不畏何哉？若未曾服药便用蒸熨，则驱毒气深入骨髓，淆荡血液。若已服药，既攻毒气欲散，乌可复邀郁聚。初治行之，使毒气胜于正气，祸不旋踵，后治行之，使毒气入于新元，祸仍僭乱②，急则急危，缓则缓害，戒之戒之！故丹溪云③：必先杀其虫，泻其火，然后生益凉血，祛风通滞，降阳升阴。虽治法颇多，大都不外乎此。夫丹溪尚如此，后人何可用蒸烧之劫而害理殃人乎！

点刺锋镰④，惨楚何益。针灸熏洗，缓泄还宜。

凡风疠所起之处，每难全愈，欲其全愈，必追毒并归于此，然后以药点之使烂，而方迹熄根灭也。若病未愈，不可周身涂点，其点药之性，热过于火，毒过于鸩。若点遍身，则热毒围攻，焉能当之？又每有妄徒以针刺破皮

① 七：三三本作"二"。

② 僭（jiàn件）乱：虚妄淆乱。僭，超越本分，古代指地位在下的人冒用地位在上的人的名义或礼仪、器物。

③ 丹溪云：出处不详。

④ 镰：收割或割草用的工具，这里指形状弯曲的工具。

内，用醋墨涂之使烂，妄言拦阻病势，不知病根铸于肠胃，年深发见于肌表，先从髓液透出，岂可于皮外刺烂而能阻之乎？空受痛苦而结痂痕疙瘩，使形丑貌陋，其病反加，未见毫厘效验。其或湿痒酸麻肿块，皮肉胀大，血死溃实者，可以锋镰败泄。如紫云、白癜、血癣等症，可以小艾炷团团灸之，使艾火引毒渐泄，虽疼痛一时，亦能提散毒气。若干风痹燥之症，气血尚且不足，乌可又行锋刺，愈加耗竭？肌肤之间，全凭血液转使，筋枯力乏，手足不能运用，其皮肤麻痹者，乃血液亏损之故。内频服药，外频熏洗，内外应合，引其经络之间，新血充足，气脉渐渐荣活而愈矣，切不可骤用点刺、锋镰，暴虐惨酷，剥害肤体。况风癞非一时可愈者，总不如令其服药，缓缓奏功为上。且风癞之人，气血必衰，治风癞之药，无非克伐迅剂，治之将半，即宜用补剂扶其根本，不可伐尽气血，致津液干枯，形神憔悴而损遐龄①。用药尚然，岂可妄下针镰霸道之毒手以速其死乎！

癞症一十四种六府所属

大风症名，考究诸书，悉无遗失。《病源》云②：风、癞一症，轻重之别耳，其害则一也。癞愈，形犹可复；风愈，元气难全。癞死者少，风死者多，大都皆非善症，辙

---

① 遐龄：高龄，长寿。
② 病源云：出处不详。

迹一类。

曰火、曰蟋蟀，心之癞也。

火癞

此症初起，如火灼之疮，大小不一，或如癣皮，裂断肢趾，愈又复发。由心脏受毒，七年病根方盛，眉睫落，大势成，手足痿。又有一种遍身点滴红紫，生于皮肤之上，形似瘢痕之状，不过十数日渐自散去，或五六日亦自散，后结心毒生疮，不能速愈，亦能传注于人。

蟋蟀癞

此症乃火癞之后，余毒内结变成。形如蟋蟀虫纹内泛，钻啮百节，诸窍皆欲出血，额烂鼻朽，口唇毁断，齿牙脱落，瘫痪难动，或时惊跳，战兢多惧，或眼赤烂泪疼，乃心火焰烈也。

曰木、曰风，肝之癞也。

木癞

此症初起如虫癣之状，大小不一，其色赤白不一，或连钱高低不定，俗称棉花疮。久则连片腐烂腥秽，眉睫落，面目痒，愈而又作，或去或来，无时定息。三年始成大害，肝败难治。又有一种如棉花之核，其粒高起，硬瘖者火，变成蚀癣不愈。

风癞

此症乃木癞之后，毒蓄肝经，则四肢骨节筋骱掣痛，甚者叫唤，不能转侧，皮毛枯槁，肘膝大小，状如鹤膝白虎风，腐秽瘫痪，声变形异。或结于胁肋腹肚上，烂至肠胃，或烂去耳聤，皆癞之毒也。

曰土、曰蜵，脾之癞也。

土癞

此症初生块瘰，先发潮热，或呕吐，或黄肿，大如鸡卵，小如弹丸，或如麻豆，穿即成疮，脓滋腥秽。由脾受贼邪，炙煿毒味、禽兽、鱼鳖，久而成之。急治则可，若至六年，病成祸速，人闻其气息，即染成病，遗害甚大。

蜵癞

此症乃土癞之毒，潜注脾脏，流于四肢，则垂重难举，手足肘膝腐烂，脓血臭秽。或指趾毁落，肿大如车轴，瘫痹注烂，直见筋骨，痛急而死。或发于胸臆肋背，先肿如痞，后又穿烂，日久叫号，刺痛而死。

曰金、曰面、曰白，肺之癞也。

金癞

此症初发如杨梅之状，上无盖壳，内泛碎突出，紫赤色烂花凸起，俨若杨梅。由毒入肺经，不久眉睫毨落，三年鼻柱崩倒，眼翻唇断。此乃天付之咎，阴空神祟之祸，定有遗毒，久治方可挽回天意，不比他种可以速愈。

面癞

此症乃金癞既愈，余毒难消，蠹存肺脏，致生如面细虫，举体艾白斑驳，周身或如痹癣，俨如泥壁风状。惟外加熏洗，则能取效。

白癞

此症乃寒暑湿热之气，邪毒酿袭，弥漫肺窍，积生恶虫，蠹啮肺管，使声破目暗，肢体顽痹，骨骱中如火燃，心胸燥热，手足背膂拘紧，肉如剜劈，以致身体手足瘾疹，鼻生息肉，气塞不通，浊涕流涎，山根高肿，脑门时痛，或目生白翳无光，多为鼻痈，外不发疮。人皆不识此癞，故治之无效。

曰水、曰雨、曰乌，肾之癞也。

水癞

此症必先得水病，因而停留，又为风湿触激，或生阴茎疳蚀，或阴囊两旁发起肿块，长绊腿腰，形似横痃①，寒热交作，胀痛难举，上下渐大，如溃即变成疮，遍身腐烂，一年眉发落，病剧难治。

雨癞

此症乃水癞愈后，余毒在肾，以致生虫，其毒泛注周身，生五色斑点乖癞，眉发髡落，阴茎痿烂，或阴囊破损，或阴茎蛀干，皮肉流脓，渐渐烂去，轻则为下疳、鱼鳃等疮，久则唇、鼻、耳瓣皆烂，毁腐腥臭，与广症同。

---

① 痃（xuán 玄）：病名。脐旁气块，泛指生于腹腔内弦索状的痞块。

乌癞

此症乃邪毒入肾，变生恶虫，餐啮精髓，下虚无救。若胸胁肋、腿臀股间，生如李奈、桃梅状颗块、软泡，穿烂腐臭难治。或如漏疮，或瘾疹赤黑，手足顽痹，针刺不知，或脚不能蹈地，或饮食时则开口而鸣，或两肘如绳缚，或穿处则腐烂流脓，黏着即生腐疮，或皮肉淫痒，怕见风湿，或平时骨间淅淅酸响，皆当大补气血为主。

曰酒、曰麻，胃之癞也。

酒癞

此症因酒色之时，汗出体虚，迎风入于胃腑，遍身生疮，大者如钱，小者如豆，不赤不白，灰黄变形，脓黡①黏堆。或有不饮酒之人，素受寒湿风邪，微见酒气汗出，迎风亦然。或有好刚性急燥暴、色欲过度之人，多犯此症，久则眉发髡落，令人惶惧难治。

麻癞

此症由酒癞之后，毒留胃腑，遍生毒疮如癣疥，淫痒难忍。或手足掌背顽痹不仁，黑白不等，形如雁来、鹅掌风之状。或如牛皮血癣，时痛时麻，虫蚀脾胃。或发肉痣，头硬而碎，形如蟮②木，遍身皆然，人呼散头木，触之则大痛，冷汗一二时而息。

---

① 黡（yǎn 演）：黑，黑痕。
② 蟮：蛐蟮，即蚯蚓。

疠症总论

夫治疠之方，与风少异。丸散点擦，各有秘传，切忌熏镰轻粉。

凡患风癞，决非一种，或二三种者有之，甚至有四五种者。先伤一脏，则注各经。故年久者形色变驳，病势愈甚。且如风病先染冷麻，而变紫云黑色者有之；先染痛风，而成半肢软瘫者有之；先染火癞，肿大穿烂、手足废弛、筋骨痛痿者有之。故治难以一定，方药不能骤攻，愈一症而他症变驳，反见其势凶也。又有风癞同患一人者，若先染风病，后患癞症，曰风癞；先患癞病，致成风病者，曰癞风，此等最多。癞风则先治其癞，癞愈方治其风；风癞则用治风之药，后加治癞之剂。此是大意。治至半愈，即服解毒、大补气血元阳之剂，勇进三年方可。

经云：逐五脏之邪鬼，开门方死。泻膀胱之浊秽，净府始洁。倒阳绝欲，勉强矫揉；内养静修，仙机妙运。

魂魄尸神之窍曰鬼门。扫荡脏腑之秽恶，则清气得以升降运育，自然形容润泽。若秽浊之滓沉滞下元，则九窍不清，十四经晦塞。祛涤其秽，则源清流远，阳气舒畅，而精神爽悦，上下清明矣。故制乌龙丸之剂，一进以靖内汗之浊。风癞之人，五火俱盛，阳事易举，若不爱命而近女色，则服药断无功效。欲其不举，不得已以药倒之，病虽可愈，又恐断人生育之根，阴骘①相关。若已有子者，则全其现在之命，绝其丧命之端，未为不可。若未有子嗣，则宗祀为大，切不可行之。然倒阳之秘，有用药者，有用功者，妙在心传，此理非庸人可知。若病人聪达，授以元门内事，静修导引之功，使内固丹基，外安神役，再进药力并攻，则其寿无疆。此方得英敏之士方可行之。若愚妄利徒，非惟不能尽术，反使冒渎圣贤。再针灸之法，前后无忌，点药只可用于愈后除根。墨②刺之端，始终不可用。若锋镰一有不当，则刀口引风入内，令人残痿枯败。戒之！戒之！

吁！医司民命，药有良毒，不读方书，懵然③无据，死生关系，阴骘非轻。患风癫者，当保惜天赋，毋从爱憎毁誉之口，自宜拣择医之良拙。治风癫者，当敬畏天谴，毋贪欺诈苟且之财，害人之命。

人患风癫，命悬旦夕，求医调治，死生攸关，务得高明仁厚之人，方可倚托。往往见人不择医工之精粗，但见其自逞矜夸④，不读方书，盗袭死方，欺罔奸佞。惟贪轻信，或倩人⑤荐拔，妆点巧誉之言，即从而治之，岂不杀

---

① 阴骘（zhì智）：原指默默地使安定，转指阴德。《尚书·洪范》曰："惟天阴骘下民，相协厥居。"

② 墨：三三本作"点"。

③ 懵（měng猛）然：指不明白，无知。

④ 矜夸：骄傲自夸。

⑤ 倩人：谓请托别人。

人乎！且风癞之科，一症有一方，其人只学得一二方，岂能悉治诸症！如紫云之药不能治烂风，痛风之药不能治痒麻，漏蹄之方若治瘫挛，则反为害。庸俗何知之！病者既欲延生而求医，若不拣选，实轻命也。痛哉！惜哉！夫癞风乃十三科之首，此论亦十三科中妙诀，反复精详，不为不备，后之君子得之，则了然无所窒碍矣。

夫城池受困于寇，即如人身受蛊于风癞，形质一也。以兵攻贼，如以药攻病，筹猷①一也。寇不退，则城池崩陷；风不消，则元命伤残，患害一也。欲救城池，必运神机；欲救人命，必行妙术，妙用一也。所论风癞之理，皆明此书，所治风癞之药，皆备此书，更无遗隙矣。用药如用兵，保厘②如救命，疗人之病以复元命，解城之围以活苍生。轻重之殊，实元元之妙法，深渊之大泽也。故曰《解围元薮》云。

---

① 猷（yóu 油）：计谋，打算，谋划。
② 保厘：治理百姓，保护扶持使之安定。

卷 三

六经汤丸秘方

心风 先传肺经，外证损目。

煎方一

防风 细辛 南星 白茯苓 薄荷 大茴香 桔梗
山栀各二两 当归 首乌 羌活 牛膝 牙皂① 蝉壳 枳
实 玄参 川芎 附子各一两

加姜、枣，水煎，服十剂。如有痰，再加薄荷一两，
上药分两均作十剂。

丸方二

羌活 防风 黄连 柴胡 独活 全蝎去头足，用土炒
白芷各一两 当归 谷精 地骨皮各二两 白茯苓 芍药
熟地 茯神 远志各一两五钱 乳香 没药 檀香各六钱
细辛七钱 僵蚕八钱 麝香三钱 甘菊三两 丢子肉半斤 风
藤二两

上为末，蜜丸或黄米饭丸，如桐子大，飞朱砂为衣，
每服三钱，用前煎药送下，日服三次。

---

① 牙皂：即皂荚、皂角，味辛咸，性温，有小毒。有祛痰止咳、开窍
通闭、杀虫散结的功效。

肝风 先传脾经，外证发紫疱。

煎方三

防风半斤　玄参　当归　牛膝　柴胡　芍药　蝉壳各一两　胡麻　草乌各四两　白芷　官桂各一两五钱

有痰加干葛二两，上药均作十剂服。

丸方四

防风　荆芥　葛根　丢子四两①　胡麻　当归　草乌　玄参　麻黄　附子各一两　蒺藜②　干姜　皂角　桔梗　牛膝　川芎　羌活　甘草各二两　全蝎一两五钱　苦参五两

上为末，蜜丸桐子大，青黛为衣。

脾风 先传肾经，外证遍身顽癣，或时刺痛。

煎方五

防风　当归　风藤各三两　玄参　川芎　甘草节　枳实　陈皮　白芷　桔梗　枳壳　乌药各一两五钱　木香一两

有痰加半夏一两五钱，均作十服。

丸方六

玄参　枳实　当归　陈皮　白芷　胡麻　干姜　厚朴　滑石各二两　防风半斤③　川芎　甘草　僵蚕　芍药　麻黄　草乌　蝉壳　羌活　全蝎　木香各一两

上为末，蜜丸，用郁金、黄柏末为衣。

---

① 四两：三三作"各四两"，义胜。

② 蒺藜：三三本作"白蒺藜"。

③ 半斤：三三本作"八两"。

肺风 先传肝经，外证眉须鬓发焦毨。

煎方七

玄参　川芎　知母　滑石　半夏　蒺藜　牙皂　黄芩牛膝　胡麻　羌活　干姜　桔梗　木香　当归各二两

有痰加防风三两，上均作十帖。

丸方八

当归　牛膝　防风　蝉壳　独活各四两　羌活　胡麻石膏　首乌各三两　荆芥六两　僵蚕　全蝎　南星　白芷各二两　玄参五两

上为末，蜜丸，滑石、半夏末为衣。

肾风 先传心经，外证脚底穿烂。

煎方九

甘草　麻黄　防风　羌活　薄荷　茯苓　桔梗各一两川芎　当归　厚朴　半夏　知母　黄柏各二两　独活　大黄　苦参各四两　滑石五两

有痰加石膏三两，均作十帖服。

丸方十

桔梗　川芎　白术　丢子各四两　当归　甘草　厚朴木香　干葛各一两　牛膝半斤　人参　干姜　白芷　全蝎麻黄各二两　天麻一两五钱　白花蛇五钱①

上为末，蜜丸，用百草霜为衣。

---

① 五钱：三三本作"五两"。

胃风 遍传五脏，外证浑身溃烂。

煎方十一

羌活　泽兰　藿香各二两　蒺藜　柴胡　防风　细辛
白芷　薄荷各三两　荆芥四两　独活　木瓜　牛膝　连翘
黄芩　生地　山楂各二两五钱　菖蒲　枳实　陈皮各一两
麻黄一两五钱

有痰加贝母①、石膏各一两，均十剂。

丸方十二

荆芥二两　蒺藜　天麻　白及各一两五钱　独活　柴胡
羌活　木瓜各三两　风藤　皂荚　厚朴　前胡　贝母　苍
耳子　金银花各一两五钱　麝香二钱②　乳香　檀香各三钱③
紫背浮萍四两

上为末，蜜丸，甘草大黄末为衣。

风疠各方

通经利窍汤十三　此药三十帖，按日服之。但风疠初
服药起，须以此开经络。

第一日

大黄　荆芥　桔梗　归尾　黄芩各一钱　羌活　防风
连翘各一钱二分　防己　白芷各八分　牛膝七分　甘草五分

---

① 贝母：三三本作"象贝母"。
② 二钱：三三本作"二两"。
③ 各三钱：三三本作"各三两"。

第二日

大黄　羌活　防风　桔梗各一钱　白芷　防己　归尾
独活　荆芥　牛膝各八分　甘草五分

第三、四日

羌活　桔梗　防风　黄芩各一钱①　白芷　荆芥　防己
独活　牛膝　归尾各八分　甘草五分

腹中有积作痛，加制大黄一钱，心痛、大肠不利，则
用生大黄一钱。

第五、六、七、八日

羌活　独活　防风　荆芥各一钱　归尾　芍药　防己
连翘　黄芩各八分　甘草五分

如腹痛大便不利，加大黄一钱。

第九日

大黄　荆芥　羌活　独活　防风　川芎各一钱　当归
牛膝　黄芩　白芷　桔梗各八分　甘草五分

十日至十八日同，惟大黄用二钱。

第十九日

大黄　黄柏　连翘　羌活　苦参　荆芥　黄芩各一钱
黄连　防风　防己　甘草　当归各八分

第二十日

如有白虫从大便出，药与十九日同。如无，再加白丑

① 各一钱：三三本作"各二钱"。

末，虚弱者不加。

第二十一二日

黄柏炒　大黄蒸　苦参　羌活各一钱　连翘　防风　黄芩　牛膝　防己　独活各八分　甘草五分　黄连一钱五分

第二十三四日

芍药　羌活　黄芩　荆芥　牛膝　白芷　大黄　连翘各一钱　独活　当归　防己　桔梗各八分　甘草五分

第二十五日

苦参①　连翘　独活　当归　防己　桔梗　牛膝　芍药各八分　防风　大黄各一钱　黄连七分　草乌一钱　川芎甘草各五分

第二十六七日同上。

第二十八日

草乌　芍药　羌活　荆芥　防己各一钱　川芎　当归桔梗　牛膝　白芷　苦参　防风各八分　甘草五分

第二十九、三十日同上。服此，倘痕色不退，再服此方三四剂。

上药三十帖，俱水煎，早晚服，温酒过口②，如肠涩加大黄一钱。

白玉蟾遗方十四　治痹麻诸风、瘫痪、烂、挛、肿危，并大麻、鸡爪、弹曳、蝼蝈、冷麻等症。

---

① 苦参：三三本作"元参"。
② 过口：三三本作"同下"。

防风　黄连　黄柏　苦参　牛膝　草乌　麻黄　紫凤藤　荆芥穗　蔓荆子　升麻　川芎　大黄　当归　藁本　山栀

上水煎服，大剂十服，内窍俱通，其外油光，紫黑、疙瘩皆退，随服丸方。

白玉蟾丸方十五

川胡麻　川牛膝　木瓜　山栀　黄柏　苍术　明天麻　白蒺藜各五两　五加皮　风藤　羌活　苦参　当归各十两　水银　水花朱①　车米②面包煨　麝香三钱　香蛇一两　代赭石醋煅，二两　新鲜丢子肉四十两，此即大风子

先将大风子肉，用水二十碗，煮至二三碗，滤干，入臼捣烂，以朱、汞、赭、米四味共研，不见星③，收磁器内，用香烛花果供于八仙元檀神前，忌妇女、鸡犬、触污，再将各药末称准，以煮大风子汁，加陈米糊丸，如桐子大，于卯午酉时各服三钱，酒送下。病轻者只服二钱或一钱五分，至四五日反觉病凶，口内齿根麻木，精神恍惚，过后渐痊，面色红活，再不沉重，惟要戒守，则永不发。

白玉蟾末药方十六　治瘫痪、软痿、冷麻、困痹。大有奇功。

---

①　水花朱：即水飞朱砂，有清心镇惊，安神解毒功效。三三本作"水飞朱"。

②　车米：《疡医大全》作"苍耳子"。

③　星：颗粒。

草乌　白术　朱砂　细辛　雄黄　白芷　防风　苍术
各五两　麻黄半斤　川乌一大个

上为末，每服一钱，用葱白头七枚，陈酒一碗，煎滚送下。重者用二钱，先以药汤洗，再进此药，临卧服，取汗避风。

白玉蟾浴汤方十七　将各药烧汤洗涤，如烂者日洗一二次。

苍耳子　防风　荆芥　马鞭子草　紫苏　苦参　金银花　白芷　遍地香　泽兰

白玉蟾蒸法十八

先以汤药洗涤，再用苍术一斤，煎酒五六碗，将地铺稻柴，再用藁荐砻糠①四五斗，米醋十余勺，拌匀，蒸热，铺在荐上，用席盖糠，令人睡之，上以棉被盖之，待出臭汗，毒气已尽，渐去衣被，须于无风处蒸之。

白玉蟾擦药方十九

白芷　草乌　南星　半夏　丢子　杏仁　白及　白蔹蛇床各等分

上为末，手足及遍身有肿块成疮，或冷麻者，以生姜蘸药擦之，待皮活病退方止。当先用洗法，次服末药，次又行汗法，随时擦之，隔三日再洗、再汗、再擦，一连五六次，如病不减，不得已，方行蒸法劫之，但丸方要服数年。

---

① 砻糠：稻谷碾出了米后剩下的稻壳。

大瓢李遗丸方二十　治截蚝、蛇皮、刺风、痒风、鸡爪、疙瘩、历节等风，并麻木冷痛，手足屈折，痛痒不知，痿悫瘫痪，腐烂危笃等症。

琥珀五钱　天麻一钱　珍珠　冰片　朱砂　胆星　血竭　僵蚕各二钱　蝉蜕　细辛各四钱　川芎　羌活　防风各六钱　远志五钱　茯神八钱　犀角三钱五分　菖蒲六钱五分　铁粉三钱六分　雄黄　牛黄各四钱六分①　蛇含石醋煅，四钱六分　白附子五钱二分　半夏四钱四分　麝香　芦荟　乌梢蛇各五钱五分　牙皂一两　丢子霜半斤　青礞石煅，四两

上为末，酒糊丸桐子大。每服一百丸，空心酒送下。如觉恍惚困倦，麻木委厥者，以豨莶、苍耳、金银藤，炼膏服之。

大瓢李末药方二十一　治男妇疠风、瘫痪、口眼歪邪、面如虫行、身痛如切，或皮肉淫痒难忍，久而手足反张。

当归　防风　川芎　白芷　细辛　麻黄　荆芥　全蝎　天麻　藁本　雄黄　羌活　甘草各五钱　朱砂　人参　白花蛇　大茴香　两头尖②各三钱　香蛇七钱　川乌　草乌　苍术各四两

上为末，每服五六分，渐至一钱，临卧以无灰酒③调

---

①　各四钱六分：三三本作"各五钱六分"。

②　两头尖：毛茛科银莲花属多被银莲花的干燥根茎，性味辛热，有毒。功能祛风湿，消痈肿。

③　无灰酒：不放石灰的酒。古人在酒内加石灰以防酒酸，但会聚痰，所以药用须无石灰的酒。

服，忌一切热物或有汗，麻木身痒，乃药力至也。服此后，用凤仙花梗煎汤洗浴，汗出为度。

人参固本丸二十二　治手足挛痛，昼静夜剧，历节大风，腰腿痛，口眼㖞邪。

白术四两　没药　沉香各五钱　天麻　青皮　人参　白芷各一两　苍耳子二两　乌药三两　紫苏一两五钱　甘草五钱

上为末，酒糊丸桐子大，每服百丸，用后方煎药送下。

煎方二十三

白术　桂心　防风　人参　柴胡　甘草　川乌　当归①　芍药　赤茯苓　姜　枣

煎服。

孙思邈真人煎方二十四　治核桃、紫云等风。

防风　苦参　薄荷　芍药　黄芩　连翘　山栀　知母　柴胡　大黄　麻黄　天麻　半夏　花粉　甘草　紫苏　香附　白芷　当归　羌活

加细茶一撮，煎服五六帖退斑，十服效，临卧服，忌见风。

孙思邈真人丸方二十五②

牙皂　苦参　蒺藜　防风　当归　荆芥穗　蔓荆子　牛蒡子　胡麻各一两　黄柏三两　白花蛇　丢子各四两　麝香二钱

---

① 当归：三三本后有"防己"。
② 二十五：三三本后有"此方甚妥，尚可量症加药"十字。

上为末，黄米饭丸桐子大，朱砂为衣。每服四十丸，日服三次，清茶送下，忌食盐物，只食淡鸭妙。

邈遏张真人灵宝千年大药二十六　治三十六种大风，后人称平分家产方。

羌活　苍术　乌药　风藤　防己　白芷　防风　大黄　五加皮　独活　藁本　桔梗　草乌　柴胡　黄芩　明天麻细辛　甘松　蔓荆子　白蒺藜　川续断　芍药　南星　大腹皮　皂角刺　薄荷各三两　槐角　荆芥　升麻各五两　紫萍　闹羊花各二斤①　麻黄十斤　天雄一个　当归半斤　苦参皮二斤　红花　玄参各六两　仙灵脾　草薢各三两　草乌头四两

用阴阳水②各一桶，春浸五日，夏三，秋七，冬九，煎去渣，炼成膏。

人参　白术　沉香　川芎　木香　乳香　牛膝　红花　磁石醋煅，七次　没药　香蛇　血竭　松脂　僵蚕　檀香　安息香　云母粉　降香　鹅管石③　苁蓉各一两　茯苓　雄黄　砂仁　青礞石　葳蕤　胡麻各二两　蟾酥　麝香各五钱　冰片二钱　花蛇一条　人牙④炙黄香，五两

上为末，以前膏和丸弹子大，朱砂为衣，金箔包裹。

---

①　各二斤：三三本作"各一斤"。
②　阴阳水：中医或民间偏方中指凉水和开水，或井水和河水合在一起的混合水，主要用来调药或做药引子。
③　鹅管石：海产腔肠动物树珊瑚科的栎珊瑚的石灰质骨骼。主治肺寒久嗽，虚劳咳喘，阳痿早泄，梦遗滑精，腰脚冷痹，乳汁不通。
④　人牙：咸温，有毒。治痘疮倒靥。煅用退火毒。

远年病服十丸，近年病五①七丸，用麻姑酒磨服，汗出则病愈。方中若加桑螵蛸、原蚕蛾末各一两五钱，尤妙。

神效夺命还真丹二十七　治三十六种风，如疬麻、瘅曳、大麻、哑风、疠风，立效。

全蝎　僵蚕　黄芩　陈皮　熟地　肉桂　生地　蔓荆子　地骨皮　黄连　甘菊　防风　茴香　芍药　知母　枳壳　柴胡　甘草　石膏　当归　半夏各一两　明天麻　木香　川芎　藁本　菟丝子　白术　人参　独活各一两五钱　羌活三两　桔梗　麻黄　薄荷各二两五钱　细辛五钱　蛤蚧一对，酥炙　茯苓二两

上为末，蜜丸弹子大，金箔为衣。每服一丸，细嚼。中风、瘫痪、大风、疠病，茶酒下。遍身筋骨痛及心气痛，不省人事，热醋汤下；头风、暗风，茶下；惊痫、口吐涎，温酒下；妇人胎前产后，经水不调，香附汤下；冷风寒湿，气顿，抽掣，走注叫号，日夜不安，黑豆炒焦，烹酒下。又有一方加麝香、牛黄、冰片，更妙。

东华玉髓二十八　尹蓬头真人传，以丢子油为君，丢子生东夷岛，故以此名。

大风子依法取油四两　没药　滴乳②　血竭各二钱　牛黄

---

　①　五：三三本无此字。

　②　滴乳：即熏陆香。性味辛、苦，温。功能活血、行气、止痛。明代李时珍《本草纲目·木一·熏陆香》："上品为拣香，圆大如乳头，透明，俗呼滴乳。"

一钱五分^①　麝香五分　阿胶一钱　琥珀　珍珠各三钱　雄黄

五钱　地龙火炙去土，七钱　冰片三钱　芒硝八分

　　上研末，隔汤化油，药搅匀，每服一钱。内热者柿饼
汤下，内寒者花椒汤下，平常者温酒下。其大风、紫黑、
痿痹、瘫痪、挛屈、喎邪臭烂、危笃者，不过一料全愈。
须绝欲，戒性，避风，忌一切腥鲜盐物，五辛诸毒，只宜
食淡，方能见效。

　　紫云风，去牛黄、芒硝，加血竭一钱，乳、没各四
分。云颜成形不退、肿起，以艾作小炷，四围团团灸，每
灸五七团，泄其气即愈。蛇皮风、鱼鳞风，加白花蛇末一
钱，冰片二分，有细疮乖疠同治。漏蹄、白癜风，加牛黄
三分。臭，加水飞雄黄末三分五厘。冷麻风，加羌活、独
活、归尾各五分。瘦弱者，去芒硝，加人参五分，地骨
皮、柴胡各一钱。内热者，加川芎、白芍、黄芩、山栀各
一钱^②，归尾一钱五分。烂疮，用枯矾四两，硫黄、人言^③
煅各一钱，花椒三两，生矾五钱，蛇床二两，共为末，用
猪油调敷。

　　手腿大烂不收敛，用黄占^④一两，东丹^⑤五钱，腻粉^⑥

①　一钱五分：三三本作"五钱"。
②　各一钱：三三本作"各二钱"。
③　人言：即砒霜。
④　黄占：即黄蜡。三三本作"黄蜡"。
⑤　东丹：即铅丹。
⑥　腻粉：即轻粉、汞粉，为粗制氯化亚汞结晶。

二钱，乳香、没药、车米各三钱，桐油调，油纸摊贴。烂疮，用炉甘石五钱、龙骨三钱，乳香、没药、雄黄各五钱，研细干掺。风癣，用蛇床子、雄黄、砒等分为末，醋调，青布包之，重重频擦。痒块，用车米、硫黄各一钱，大风子一两，樟冰、雄黄各二钱，为末，以生芝麻二合，炒黑，研和如泥，以生布包擦块上，四五日愈，烂者不用。其破者，皆属脾经，毒已从破处出，内服追毒则自愈。起泡者，用相粉①、车米、石膏、乳、没等分，研末敷之。眉落者，用荆芥、防风、白芷、蝉壳、天麻、首乌、羌独活各五钱，丢子肉四两，牛蒡子、大黄各六钱。眼赤，加菊花五钱。两眼痛，去大风子二两，加全蝎七钱，蜜丸桐子大，临卧以方中止去大风子，将各药剉剂煎之，送下五七十丸。生眉，用牙皂，炒，加麝香少许，鸡蛋油调，生绢包，擦眉棱上，二十日可出。黑斑，用皂角、鹿角菜、白附子等分为末，姜汁调，堆涂久脱②。常州吴氏亦以此方得名，每油四两，用乳没六分，血竭二钱，芒硝八分，牛黄三分，服之虽效，总不如前方有奇功。如夏暑油不肯冻，不能成膏，以米仁炒熟研末加入，为丸服。余时以药放酒盏内，每日在饭上炖化服，以助胃气，服至十日，其毒必追至手足处发出。或肿或疮，即将

---

① 相粉：三三本作"蛤粉"。
② 堆涂久脱：三三本作"惟涂久脱常妙"。

蓖麻子、江子①、丢子打成膏贴之，其臭水淌出，滋延败恶不可闻。以菖蒲草根炒末，罨上即干瘪。如臭水流尽则愈。急服补气血药，三年方保全生。

神效追风丸二十九　治癞麻、疙瘩、热风、干风一切危笃等症。

当归　麻黄　羌活　白术各五钱　荆芥二两五钱　白芍黄芩　僵蚕　川芎各一两　人参三钱②　蒺藜　胡麻　防风各二两　乳香　没药各二钱五分　麝香四分　苦参皮六两　大风子肉四两

上为末，黄米粉酒糊丸，桐子大。每服五七十丸，早晚温酒下。

搜风四七丹三十　治紫云、白癜、紫癜等风。

防风　川芎　当归　芍药　麻黄各五钱　黄芩　山栀连翘　白术　甘草　薄荷　桔梗　全蝎　蝉壳　羌活　独活　胡麻　干葛　升麻各六钱　荆芥一两　人参三钱五分牛膝　滑石各一两五钱　木香七分五厘　麝香五分　石膏八钱大风子肉半斤

上为末，黄米粉糊丸桐子大。每服五十丸，空心酒下，茶亦可。

神仙换骨丹三十一　治鼓槌、软瘫、干风、瘸瘪、麻委、困倦败等症。

---

① 江子：即巴豆。三三本作"巴豆"。
② 三钱　：三三本作"三两"。

大黄　白芷　槐花　川芎　防己各一两　乳香　没药
木香　沉香各三钱　苍术二两　细辛　苦参各一两五钱　紫萍
三两　麝香五分　草乌五钱炒，三钱生，三钱炒黑，共一两一钱

上为末，用去节麻黄半斤煎膏，加蜜丸弹子大，约重二钱，朱砂为衣。每服一丸，临卧葱酒磨服，避风。又一方，去苍、麝，加当归、防风、花蛇①。

大消风散三十二　治鸡爪、痒风、脱跟、鱼鳞、鹅掌、糍糕、载蚝、疹风等症。

防风　蒺藜　荆芥　苦参各十二两　乳香　没药各二两
麝香五钱　当归　黄柏各半斤　黄芩　胡麻各十两　丢子肉
一斤，煮一昼夜

先以一料，去丢子、没、麝、乳，均作十帖煎服。再用一全料，不见火为末，酒米糊丸，桐子大。辰、午、戌时各服三钱，温酒下。如面上病重，加白芷、风藤、蝉壳各四两，升麻五钱；口眼㖞邪，加白僵蚕四两；四肢重，加羌、独活各四两。如服此药，须用细辛、苍耳草、豨莶草、遍地香②、马鞭子草煎汤，不时洗浴，待汗透神爽方止，久则脱愈。

救苦回生丹三十三　治历节，半肢，紫云，哑风，蛊风，干风走注，遍身寒湿，麻痹，瘫痪等症，及中风不语，口眼㖞邪。

---

① 花蛇：三三本后有"木鳖子"。
② 遍地香：即金钱草。

乳香　没药　当归　川芎各一两五钱　五灵脂　檀香
松香　自然铜醋煅　威灵仙各一两　虎骨炙　地龙　草乌各
五钱　天麻七钱　全蝎　麝香各三钱　荆芥　白芷　苦参各
一两二钱　番木鳖①三十个，炙　冰片三分　京墨②一块　黑豆
二合，炒　闹羊花五钱　僵蚕六钱

上为末，糯米饭丸，如龙眼大，朱砂为衣，金箔飞
裹。薄荷酒磨下一丸，如昏迷则病愈。若妇人血晕经闭，
胎衣不下，用炒焦黑豆淋酒，服之如神。

斑龙八帅丹三十四　治蝼蛔、虾蟆、痈肿等症。

僵蚕炒　花蛇炙　香蛇炙　蜈蚣炙　蜂房炙　川山甲炙
全蝎炙　蝉壳　鹿角煅

上各等分为末，每服三四分，酒下。或以此药加在各
方丸散中服之，无不立效。

奇效良丹三十五　治雁来、漏蹄、冷风、壁泥、蛇
皮，一切大风，服之皆效。

胡麻　木瓜　山栀　黄芩　牛膝　苍术　天麻　五加
皮　苍耳子　风藤　羌活　独活　细辛　黄柏　蒺藜各五
两　苦参　当归各十两　麻黄　紫葳蕤　防己　僵蚕　草乌
各三两　甘松　蝉壳　紫萍各四两　乳香　没药　香蛇各二钱
代赭　磁石各二两，醋煅　荆芥八两　川芎一两五钱　丢子十
二两　麝香一钱五分

---

① 番木鳖：即马钱子。
② 京墨：味辛，主治吐衄下血，产后崩中，止血甚捷。

上为末，蜜丸桐子大，朱砂为衣。每服五十丸，酒下。

一粒金丹三十六　又名赤龙丸，又名一锭金。治遍身弹曳、鱼鳞、刺风，远年寒湿，手足痿痛，走注叫唤者。

麝香二钱五分　乳香六钱　没药　当归各七钱　地龙白胶香①各二两五钱　木鳖子五钱　草乌　五灵脂各二两　京墨　线胶②麸炒　紫萍各二两五钱

上为末，用去节麻黄二两，煎汁煮大米饭丸，龙眼大，朱砂为衣。每服一丸，酒下。至黑汁从足底出，乃为验，日进二服。

搜风顺气丸三十七　治软瘫风、邪魅风、热风、蛊风，并腰腿腹痛，气闷，冷热寒湿，脚膝少力，男妇怯弱。此能和三焦，润五脏，厚肠胃，中风者服之大有功。

制大黄　麻仁　山萸　山药　槟榔　菟丝子　枳壳防风各三两　牛膝二两　郁李仁　独活各一两　车前子二两五钱

上为末，蜜丸桐子大。每服百丸，或酒或茶下。壮精神，消百病。瘫痪肠风并效。

保真丸三十八　治大麻、邪魅、半肢、软瘫等风，麻痿酸疼，不能动止者。

---

①　白胶香：为金缕梅科植物枫香树的干燥树脂。味辛、微苦，性平。有活血解毒、止血生肌、止痛功能。

②　线胶：即鱼线胶，味甘、平，功能补肾益精，滋养筋脉，止血，散瘀消肿。

人参　川芎　草乌　川乌　白芷　当归　槐角　五加皮　羌活　独活　紫背浮萍　防风　荆芥　首乌　枳壳　连翘　风藤　乌药　杜仲　桔梗　肉桂　干姜　僵蚕　石楠藤　甘草　芍药　升麻　虎骨　花蛇　防己各一两五钱　乳香　没药　沉香各五钱　麻黄二十斤,去节

上为末，用麻黄煎膏丸，每丸重五钱，酒磨服一丸，神效，避风为妙。

二八济阳丹三十九　治软瘫、疠麻、血风、痒风、干风、冷麻、半肢血痹、鹅掌风、血枯气败等症。

玄参半斤,酒浆浸晒三次　苦参一斤,姜汁、酒浆各浸一夜,晒,炒末,半斤　犀角　当归　蒺藜　熟地　白芷姜汁炒　独枝防风　全蝎去足,土炒　牛蒡子　乳香　没药　石楠藤　红花各二两　甘草五钱　僵蚕炒,去丝、足、嘴,一两五钱

此药前二味各八两，后十四味二十六两，共十六味，故名二八丹。共为末，蜜丸桐子大。每服四十丸，陈酒下，日进三次。

六神辅圣丸四十　治疙瘩、雁来、冷风、痒风、麻痹、痛风。

草乌一斤,白嫩者佳　麻油一斤　甘草半斤　荆芥　羌活　紫苏　风藤各四两

用无灰酒煮一昼夜，另用一锅煎滚汁浸之，方可挤去乌皮，如用冷酒浸，则乌皮挤不脱矣。将草乌挤净，捣烂为丸，每服二十丸，温酒下。

四魔丹四十一　治弹曳、癫风、蛊风、瘫痪、委顿者神效。

败龟板煅白　番木鳖麻油煮，三沉三浮　闹羊花酒拌，九蒸晒，各二两　苍耳子一斤，炒　白蜜一斤

上为末，炼蜜和匀，入竹筒内，挂当风处。七日后，初次服五分，三四日服六分，渐加至一钱，空心烧酒下。

火龙散四十二　治脱跟、蛇皮、鱼鳞、漏蹄、核桃、瘫烂、麻木、委败等症神效。

人牙一两五钱　雄黄　辰砂　大黄酒蒸　代赭石醋煅，各一两

共为末，每服三钱，临卧用防风、荆芥煎汤洗浴，热酒送下即睡，则皮内毒虫追出肌肤，然后用雄黄、硫黄、朱砂、代赭石、车米各等分，研末，香油调，重擦遍身，捷愈。

枣灵丹四十三　治核桃、壁泥、载蚝、白癜、鼓槌等风。

丢子一斤半　防风　荆芥　牛蒡子　苦参　首乌　风藤各三两　桔梗　枳壳　川乌　草乌　香附　大黄　黄芩木贼草　白附子　角刺　两头尖　白芷　槟榔　乌药　石膏　薄荷　滑石　山栀　芒硝　葶苈　木通　木香　没药胡黄连　车前子　黄柏各一两　甘草　蒺藜　羌活　天麻白术　柴胡　菖蒲　藿香　蔓荆子　天花粉　僵蚕　厚朴陈皮　藁本　威灵仙　远志　麻黄　枸杞　甘菊　蝉壳

血竭　乳香各二两　胡麻四两　梧桐皮泪①　黄连　花蕊石　辛夷　麝香　青皮各五钱　牛黄一钱　冰片五分

上为末，枣肉丸，绿豆大。每服五七十丸，春白汤、夏茶、秋盐汤、冬酒下，忌油腻生冷。

小枣丹四十四　治鹅掌风、刺风、疹风。

防风　僵蚕　首乌　全蝎　羌活　独活　芍药　威灵仙　生地　蔓荆子　牛蒡子　苦参　胡麻　大黄　黄芩各二两　枸杞子　薄荷　南星　天麻各一两　荆芥　柏枝②　山栀各四两　炙甘草五钱　白术一斤　丢子肉一斤　两头尖一钱，要大者为佳

上为末，枣肉丸，桐子大。每服六十丸，薄荷汤下。

守中丸四十五　治雁来、鼓槌、核桃、紫云、水风，此系山西张守中所用，故名之。

防风　荆芥　苦参　连翘各二两　当归　胡麻　牙皂　蔓荆子　蒺藜　牛蒡子各三两　白芷　甘草　朱砂各五钱　羌活　独活各一两五钱　陈皮　黄芩　胡黄连　山栀　升麻　天麻各一两　乳香　没药各三钱　牛黄一钱　麝香三分　冰片三分

上为末，米糊丸。每服三钱，盐汤下。

祖传玉枢丹四十六　治白癜、蝼蝈、疹风。

---

① 梧桐皮泪：指梧桐白皮可以浸出的黏液质，当中含有半乳聚糖、戊聚糖、糖醛酸、蛋白质等。有祛风除湿、活血止痛之功。

② 柏枝：为柏科植物侧柏的树枝。《唐本草》载有"煮以酿酒，主风痹历节风"。三三本作"柳枝"。

苦参皮　荆芥穗　当归　玄参　苍术各八两　乌药
羌活　川胡麻　藁本　白芷　防风　白蒺藜　川芎　独活
麻黄　苍耳子　甘草各四两　红花　牛蒡子　天麻　僵蚕
风藤　薄荷各三两　草乌　半夏　贝母　桔梗　大黄　葳
蕤各一两　麝香二钱　牛黄一钱　木香　檀香　沉香　乳香
没药　血竭各一两五钱　琉璃灰二两，烂者方加　桑螵蛸一两
银柴胡不见火　玄明粉　秋石　苏木　夏枯草　虎骨　旱
莲草　犀角各二两　仙灵脾一两五钱　大风子肉四两

上为末，陈米糊丸，桐子大，朱砂为衣。用后煎药送
下百丸，早晚服。如怕服煎药，以酒代之。在密室中，睡
三四时，方可行动。

煎药方四十七　水煎送前丸药。

黄芩　大黄　羌活　独活　防风　防己　连翘　黄柏
桔梗　荆芥　当归　山栀　木通　白芷　甘草　半夏　紫
苏　薄荷　升麻　麻黄　川芎　乌药

补旧汤四十八　又名救苦汤。治糙糕、壁泥、血痹、
血风。

苦参皮一钱五分　牛蒡子　人参　首乌　山栀各一钱
僵蚕　白鲜皮　防风　连翘　天麻　蔓荆子　黄芩各五分
全蝎　黄连　甘草各四分　薄荷　羌活　独活　荆芥各三分
干葛　黄柏各七分　威灵仙　蒺藜各八分　仙灵脾怯弱者加
五分

先用酒煎十帖服，再用水煎，须尽量饮酒。服至百

帖，其眉须复生、肿块渐退，手足痿顿者有力。须戒色、省劳、避风、忌口，方能有功。再以每味加十倍为末，再加乳香、没药、血竭、沉香各一两，冰片、牛黄各一钱，麝香二钱，用米仁糊丸，桐子大，朱砂为衣。每服百丸，酒下，三年身固绝根。临服时，每服加威灵仙末三分，效速。

神酿丸四十九　治历节、痛风，筋骨走痛。

苍术八两　草乌三两　杏仁　川芎　白芷　半夏各二两

上剉片，用姜二斤、葱一斤，捣汁拌湿，以药铺入瓶内，封好，埋土中，春三、夏五、秋七、冬九日，取出，晒干。加猴姜①、木香、牛膝、红花各二两，当归、草薢、茄根各四两，共为末，老酒糊丸，桐子大。每服六十丸，酒下，日进三次，神效。又一方有乳香、没药、麝香、地龙各五钱，尤奇。

神守散五十　治蛇皮、鱼鳞、邪魅、痒风、癞风，一切危急之症。

番木鳖，用铜刀刮去粗皮，将麻油入瓦罐内煎滚，渐投下木鳖煎之。待三沉三浮，发泡焦黄，取出晒干为末。每服一分，临卧白汤下，避风，待汗干方可起。服至百日，眉生、指直、斑退、肿消、疮敛。如病热反增，乃内毒发出，甚妙。此方亦治痰火，服之则痰从两

---

① 猴姜：即骨碎补。

胁滚下。又治癫痫，量人强弱服。一方药末一两，加甘草末五钱，更妙。如药力凶，以黑豆汤解之，绿豆汤亦可①。

雄漆丸②五十一

严漆一两，蟹黄五钱，拌匀，晒，渐去面上汗水。待尽，又加水飞雄黄、牙皂末各五钱，为丸，不可见日，晒则不干。每服三分，温酒下。

参翎丸五十二

隔年纯白鹅一只，男用雄，女用雌，寻其毛不可失一根，炒为末。用苦参皮一斤，酒煮为末，黄米酒糊丸，桐子大。每服百丸，空心酒下，服完病愈。

吴氏苦参丸五十三　此方胡僧传于车塘吴氏，今以养生，一料共三十六斤，治三十六种风病，不知其由。

苦参十斤　草胡麻九斤　防风　荆芥　蒺藜各五斤　丢子二斤

俱生用为末，酒水为丸。每服一二合，日进三次。似觉伤人脏腑，姑集之以备参考。能治漏蹄、蝼蝈、糍糕、脱跟、疙瘩等风。惟黑色痿烂，并初起年少者，服之方好。若久病血衰气弱老年，俱不宜服。

调荣丸五十四　治大麻、疠麻、弹曳、哑风、癞风

---

①　亦可：三三本后有"制法未佳，必须照《全生集》方尽善。此方可名独圣散，各风以此为主方，量加白花蛇、地龙、麝香、蚕蜕、蝉衣、当归等品尤妙"。

②　雄漆丸：三三本作"黄雄漆丸"。

诸癞。

　　川芎　苏木　丹皮　蒲黄　乳香　没药　草乌　血竭
乌药　菖蒲　黄芩各一两　益母草　生地　败龟板　夏枯
草　熟地　枸杞　当归各四两　阿胶　苦参　苁蓉各二两
知母　地骨皮　人参各一两五钱　锁阳五钱　牛膝　银柴胡
藁本　升麻各三两　桃仁　芍药　柴胡　红花各一两二钱①

　　上为末，蜜丸桐子大。卯午酉时各服百丸，乳酪
汤下。

　　大定风丸五十五　治痛风、麻痹、寒湿、走注疼痛。
　　南星　白芍　木瓜　官桂　甘草　荆芥　川乌　僵蚕
白芷　牛膝　当归　槟榔　天麻　人参　首乌各一两五钱
羌活　桔梗　独活　白术　防己　全蝎　木香　半夏　厚
朴　杜仲　黄芩各二两　陈皮　枳实　麻黄各三两　白附子
防风各二两五钱　苍术一斤　川乌一两　乳香　没药　沉香
血竭各五钱

　　上为末，酒糊丸，桐子大。每服七十丸，酒下。

　　驻车丸五十六　治历节、痛痹、寒湿、脚气、抽掣。
　　独活　川乌　沙参　生地　蒺藜　白芷　木瓜　海桐
皮各五钱　米仁　羌活　防风　细辛　甘草节　牛膝各一两

　　上为末，用五加皮浸酒煎汁，为糊丸，桐子大，每服
七十丸，酒下。

---

① 各一两二钱：三三本作"各一两五钱"。

如意通圣散五十七 又名麻黄赤芍汤。治白虎历节、痛风寒湿、手足不能举、浑身走注、抽掣叫号等症。

罂粟壳 丁皮① 麻黄 赤芍 防风 荆芥 当归 川芎 羌活 独活 白芷 甘草 黄芩 威灵仙 草乌炒黄色 桔梗 葛根各二钱五分

入乳香、没药末各三分，煎，热服，盖被取汗。如病在眉背②上，加白芷末二钱，如用乳、没、芷末，待煎好冲服。

八将驱邪散五十八 即八将追魂丹，又名三厘散。治大风、瘫烂、败症。

麝香三分 川山甲炙，一两 蜈蚣炙，去头足，三钱 土狗炙 地龙去土炙 番木鳖酥炙 金鼎砒 雄黄各五钱

上为末，每服三厘，温酒下。服七日，停七日，服退药一月，又服之。如人素弱，只服三日，就服退药五日，服补药三日，再服之。不然，使人牙齿浮烂，昏溃疲败，饮食不进，几于无救矣。

退药五十九

乳香 没药 血竭 朱砂 当归 玄参 胡麻 桑寄生 牛黄 沉香各等分

为末，蜜丸服。

---

① 丁皮：即丁香皮。三三本作"丁香"。
② 眉背：三三本作"肩背"。

补药六十

桑螵蛸　晚蚕蛾　银柴胡　仙灵脾　牛膝　防己　红花　破故纸　柏子仁　天冬

上为末，蜜丸桐子大。每服五十丸，酒下，日进二次。

阳起圣灵丹六十一　治痛风不举伏床者。

当归　枳壳　川芎各四钱　虎骨酥炙　牛膝　木瓜　生地　桑寄生　补骨脂　天花粉　乌药　麻黄　陈皮　山药　苍术　自然铜各二钱　赤芍　僵蚕　白芷　桔梗　黄芩　红花　黄芪　甘草　阳起石　龙泉香各三钱　防风　荆芥　连翘　风藤各一两

上为末，用不见水鹅掌二只，酒煮焙干，又用狗蹄四只烧灰，用鹅血、煮酒各半碗，不见水狗血一碗，加面少许为丸，桐子大。用葱酒送下七八十丸，早晚服，一月全愈。

铁魔丹六十二　治诸般风症。

大风子一斤用麻黄、闹羊花各四两，酒煮一昼夜　苦参皮酒拌，九蒸晒，一斤　荆芥穗净末，一斤　白蒺藜微炒，一斤　狗虱胡麻微炒，净末，一斤

春，加柴胡、升麻、川芎、藁本各四两。

夏，加桔梗、黄芩、半夏、银柴胡各四两。

秋，加石膏、甘草、玄参、当归各四两。

冬，加知母、生地、五加皮、地骨皮各四两。

心经，加茯苓、朱砂、远志、山萸、蒲黄、当归各四两。

肝经，加荆芥、白芷、风藤、羌活、白芍、甘草、地黄各四两。

脾经，加荆芥、白术、陈皮、苍术、独活、乳香、没药、血竭各四两。

肺经，加天麻、桔梗、半夏、贝母、柴胡、沙参、巴戟、胡麻各四两。

肾经，加黄柏、知母、茯苓、当归、升麻、草乌、甘草各四两。

胃经，加枳壳、藿香、苍术、半夏、厚朴、柴胡、益智、草果、白豆蔻各四两。

上为末，酒糊丸，桐子大。每服百丸，温酒下，日进三次。

保命丹六十三

苦参皮　荆芥穗　羌活　蒺藜　胡麻　明天麻　风藤　玄参　独活　连翘　白芷　厚朴　紫萍　牛膝各四两　苍术　乌药　藁本　麻黄　甘草　红花　苍耳子　川芎　升麻　薄荷　半夏　牛蒡子　木瓜　僵蚕　桔梗　大黄　蒲黄　巴戟　防风　草薢　蝉壳　牙皂　全蝎　续断　蔓荆子各二两　石斛二两　甘松　猴姜　菖蒲　草乌　贝母　木香　檀香　沉香　银柴胡　柏子仁　朱砂　乳香　没药　远志　玄明粉　血竭　雄黄各一两　麝香一钱五分　牛黄一钱

秋石一两五钱　黄芽①二两

手足挛痛，加葳蕤半斤，香蛇一条。

阳痿，加仙灵脾六两。

身浮肿，加白花蛇一条，紫萍八两。

黑斑，加广零陵香②、地骨皮、血见愁③各四两。

眼赤烂，加珠粉、知母、胡黄连各四两。

破音，加木通十二两，诃子六两。

上为末，用甘草膏和陈米糊丸，桐子大。每服八十丸，酒下，日进三次。

搜风无价丸六十四　治诸癞风。

全蝎四两　苦参三两五钱　防风　当归　川芎各三两
蝉壳　荆芥　羌活各二两五钱　柴胡　独活　牙皂各二两
丢子十两

上不见火，为末，早赤米糊丸，桐子大，土朱④为衣，每服五十丸，茶酒俱可下。

八仙丹六十五　治新久一切大风。

巨胜子⑤　麻黄　苦参　荆芥　防风　独活各十二两
大风子肉八两　蒺藜四两

---

① 黄芽：炼丹中的术语，指硫黄。
② 广零陵香：即零陵香。三三本作"广陵香"。
③ 血见愁：即山藿香，有凉血止血、解毒消肿功效。
④ 土朱：三三本作"上朱砂为衣"。
⑤ 巨胜子：即胡麻。

上晒为末，赤米糊丸，桐子大，土朱为衣。每服七十丸，茶下。

射老丸六十六　治癞风变形败体，一切恶症。

蝉壳　当归　柴胡　荆芥各二两五钱　苦参三两五钱①　防风三两　全蝎四两　川芎一两五钱　独活一两六钱　羌活二两

上晒为末，每药末一两，加大风子肉一两六钱，为末，赤米糊丸，桐子大，西洋珠为衣。每服八十丸，白汤下，日进三次。三日后，其下黑紫块上污皮渐好。十日后，即服利药一次，每月利三次。

利药方六十七

江霜一钱　牙皂末三钱

饭丸，卜②子大，每服二丸，白汤下。

小还丹六十八　治癞风、眼烂昏花、眉发脱落、鼻梁崩倒、肌肤疮癣、秽破臭恶、瘫烂势危不救者可用。

皂角刺三斤，酒拌，经大火蒸半日，取出晒干　白鹅毛一只，微火炒　苦参酒浸一日夜，打去皮，半斤

上为末，用大黄煎酒，打糊丸，桐子大。每服三十丸，酒下。服至旬日，眉发生，肌肤润，眼目明，一料全愈。

六和定风散六十九　治瘫痪、风寒、湿痹、历节、白

---

① 三两五钱：三三本作"三两"。
② 卜：指萝卜。

虎等风。

苍术四两　草乌二两　杏仁一两一钱，去皮尖　当归　牛膝各四钱　乳香　没药各一钱

以生姜、胡葱捣自然汁各一碗，浸苍术，待苍术泛白晒干，又加去节麻黄末一两，每服三四分，酒下，重者五六分。其病根从元府汗中泄，尽愈。

辘轳丹七十　治大风恶癞，手足筋挛屈曲瘫痪者。

细辛　川芎　黄芪　防风　金毛狗脊　菖蒲　独活丹皮　牛膝　米仁各一两　山药　苍耳实　当归　巴戟秦艽各一两五钱　藁本　漏芦　牛蒡　天麻　虎骨各一两葳蕤三两

上为末，酒糊丸，桐子大，每服五十丸，酒下。以粗药末加柴胡，煎汤浴。

长春丸七十一　治风癞困顿者。

苦参　独活　荆芥　豨莶　紫萍　苍术　风藤各六两木通三两　草乌二两　大风子一斤　巨胜子十二两　仙灵脾四两，俱不见火

上为末，水滴丸，每服五十丸，茶下。

固命丹七十二　又名飞步丹。治风癞既愈之后气血亏败，过服克伐药，未免神枯阳痿，憔瘁昏倦，腰脚酸软，四肢不畅，服此可使如旧。无病人五十以外者，若常服延龄却病，行步如飞，妙难尽述。

人参　熟地各四两　枸杞　麦冬各六两　白茯苓　当归

各一斤　仙灵脾取叶一斤，去毛，酒拌蒸

上为末，蜜丸桐子大，每服四十丸，米汤、酒俱可下。如阳痿不起，加真阳起石、原蚕蛾各四两，甚妙。

五子芥风丸七十三　治大风症。

胡麻子　蒺藜子　车前子　澄茄子　大风子　荆芥　防风各二两

上为末，酒糊丸，桐子大，每服百丸，或茶或酒下。

顺气散七十四　治风疠之人，元气枯滞，郁闷不宁，常服之清爽。

陈皮　桔梗　白芷　甘草　枳壳　川芎各二两　僵蚕　麻黄　干姜　乌药各一两

上为末，每服三钱，姜枣汤下。

二九还元丹七十五　治风疠危笃恶症。

胡麻　苦参　荆芥各半斤　防风　羌活　升麻　独活各二两　风藤　木通　黄柏　当归　白芷各四两　柴胡三两姜蚕一两五钱　蝉壳　川芎各一两　蒺藜二两五钱　大风子十二两

上为末，酒糊丸，桐子大，朱砂、麝香为衣，每服五十丸，温酒下，日进三次，避风，戒色。

二圣散七十六　治疠风瘘烂。

大粉草　大柴胡各等分

为末，每服三钱，或酒或汤下，日进三次，服至百日，自然病愈。

戒止丸七十七　治秽烂黑肿，臭恶疬风。

荆芥　白芷　防风各十二两　苦参一斤　丢子八两　蒺藜　胡麻　牛蒡子各十两　当归　红花　川芎各四两　闹羊花四两，酒蒸晒二次

上为末，酒糊丸，桐子大，每服百丸，早晚茶下，腹中响动不安，两三时即定。

参灵丸七十八　治大风、肿烂、瘫痪、抽掣、困顿，大有奇功。

苦参一两　荆芥　防风　牛膝　威灵仙各四两　蒺藜　胡麻各一两　丢子八两　闹羊花五钱

上为末，黄米糊丸，桐子大，每服六十丸，白汤下，日进三次。

乌龙丸七十九　治癞风。遍身疮癣疡疥，肿烂臭恶。服此消风散热，利膈化痰。又治肺气不和，能推陈致新，去肠垢，涤脏腑秽毒，大有功①。

肥皂角刮去皮、筋、子，水浸捶烂，绞去渣，取汁入瓦器，煎膏。用黑丑末，共捣为丸，桐子大，每服五十丸，白汤下。如气虚者，服二三十丸。无病之人气若实服一两，利用三五次不伤正气，身体轻健，肌肤光泽，永无风痰疥癣。

洞虚丹八十　治恶风、麻木、走注、抽痛者。

---

① 大有功：三三本作"有大功"。

藁本　天麻　川芎　细辛各一两五钱　牛膝　羌活各三两　大风子四两　蝉壳　胡麻　防风　独活　僵蚕　荆芥　苏木　风藤　石膏　蒺藜　山栀　芍药　菖蒲　石蚕　黄芩　连翘　草乌　紫萍　升麻　红花　麻黄　白芷　石斛　当归　威灵仙各二两

上为末，酒糊丸，桐子大，每服百丸，用羊踯躅草根一斤四两打碎，以酒二十斤煮，去渣，每以一杯送下，一月病愈，忌食盐物。

清平丸八十一　治大风、中风、跌仆、打伤、喎痪等症。有歌为证。

天生灵草无根干①，不在山间不在岸。

始因飞絮逐风飘，泛梗青青浮水面。

神仙一味去沉疴，采时须是七月半。

癫麻疼痛立时消，寒热疮痍及瘫痪。

任从癫癫暴中风，些小微风都不算。

黑淋酒化服三丸，铁幞②头上也出汗。

七月上旬，采河中紫背浮萍，晒干为末，每斤加草乌、蒺藜、风藤、麻黄各二两，麝香二钱。共为末，蜜丸，弹子大。以草乌煎酒磨服一丸。重者以乌头煎酒磨下，轻者以黑豆炒香，烹酒磨服。

---

① 干：三三本作"幹"。

② 铁幞（fú 伏）：幞，古代男子用的一种头巾。铁幞，古时武将的装束，借指身体强壮的汉子。三三本作"汉"。

豨莶丸八十二　　治肝肾风气，四肢麻痹，骨节酸疼，腰膝无力，癞风痿烂，湿痰中风，口眼㖞邪，手足屈曲瘫痪等症。

于五月五、六月六、七月七等日采豨莶草叶，拭去毛、沙土，曝干。以老酒拌蜜酒层层和洒，以柳木甑蒸透，晒干，共九次。加乳香、没药，沉、檀、降、木、真、麝等香，当归、血竭各等分，共为末，蜜丸，桐子大，每服三钱，无灰酒下，神效。

胡麻丸八十三　　治大风、大疠、中风，乃风科之妙方。

胡麻一斤　苦参皮五斤，酒浸七日　荆芥穗四斤　豨莶草叶净，三斤　苍耳草叶净，三斤　紫背浮萍二斤，蒸透晒干

先将豨、苍二味蜜拌，蒸一伏时①，晒干后共为末，酒糊丸，桐子大，朱砂为衣。每服百丸，茶、酒俱可下，日进三次。

独圣散八十四　　治鼓槌风，手指挛瘸，足趾肿烂脱落，腿肘曲折肿痛难忍。

蓖麻子肉二两，碎者不用　黄连二两

同贮瓶内，加水浸之，春五、夏三、秋七、冬九日取出，每晨朝东南方，以瓶中水一钟，吞蓖麻一粒，渐加至四五粒。若微泄无妨，如手指足趾节间肿疼诸病即愈，戒

---

① 一伏时：即"一复时"，等于十二个时辰，即二十四小时。

食动风辛辣毒物。

跨鹤丹八十五　治鸡爪风。

五加皮　海桐皮　川乌　川芎　赤芍各五钱　干姜
肉桂各一钱

上为末，每服三钱，用水二盏，将青钱一个，入青油
浸三日，同煎服。

灵芽蕊珠八十六　治烂风痿顿，臭恶疙瘩。

人蛆，以水养净，再以浓茶养三日夜，炙香为末。每
两加麝香一钱，酒糊丸，弹子大。每服一丸，热酒磨下，
眩瞑周时自醒，病若脱去。重者五七丸全愈。

雄漆丸八十七　治烂风疮秽臭恶者。

透明雄黄水飞，净，八两　淮熟地八两　干漆灰一两

上为末，醋糊丸，桐子大，每服七十丸，酒下，服药
一料全愈。

蓬莱枣八十八　治瘫痪痿烂，臭恶困顿者。

北红枣一斤，取肥大不破者　五台草取自然汁十碗，一名猫
儿眼，又名浓灌草　透骨草即马鞭草　左缠藤即金银花　夏枯草
透天龙即茜草　土风藤即九龙草　蒲公英各取汁一碗　黄花根
一两

上各草于二月中旬收采，加白酒浆二碗，入砂锅内文
火慢煎，汁尽，用千年叶①、川椒煎汤，洗去枣上泥，阴

干。如病人手指挛瘫屈倒，五年者服二斤，十年者服四斤，二十年者不治。服时要在静处避风，端坐养神。先吃一个，三日外增三枚，五日外增五枚，常服之。仍以扁柏、川椒汤洗手，外用沉香、麝香末为衣，更妙。其煮过枣汁，为疮疽围药极好。或以金银花藤蒸晒为末和丸。外科服之甚妙，风科服之亦好。

圣散子八十九　治诸风痿困挛曲，臭恶危烂者。

闹羊花根老酒拌，九蒸晒　缸岸①即坑堑，要多年露天者，醋煅三四次，各一两　人牙炙黄　雄黄水飞，各八钱　牛黄一钱二分　蟾酥三钱　朱砂五钱　麝香一钱

上为末，每服四分，沙糖调湿，酒下。

花龙丸九十　又名混元丹。治风湿腰背以下腿股瘫痪，寸步不能，日夜抽掣，伏床不起。

苍术四两　黄柏酒，浸炒　灵壳②酥炙　牛膝　当归　萆薢③　防己　茄根皮各一两

上为末，酒糊丸，桐子大，每服百丸，姜盐汤下。

白龙丸九十一　又名捕龙丹。治风湿腰跨以上肩背大痛，肘膊僵软，匙筋难举，伛偻脊高。

乳香　没药　川乌　草乌　地龙　南星各等分

上为末，酒糊丸，每服四十丸，或酒或荆芥汤下，服

---

①　缸岸：即缸中岸，人黄是也。取露天经霜露年久者用之，大火煅白。
②　灵壳：据《类证治裁·疬风论治》当为"龟壳"。
③　萆薢：三三本作"萆麻"。

至四两除根。外以石楠叶煎汤洗沃。

香身丸九十二　治大风，腥臭秽，人不能近者。

白芷　香附　当归　桂心　槟榔　益智　甘松各三两
檀香二两　麝香　韶脑①各五钱　木香　沉香　松子各二两五
钱②　香蛇二两

上为末，甘草膏丸，桐子大，临卧含化五丸，大能
祛症。

大衍丸九十三　治诸风，瘫痪变形，胀肿困败者。

羌活　当归　白芷　防风　粉草　连翘　熟地　牛蒡
子　僵蚕各二两　蒺藜六两　玄参半斤，酒拌晒　苦参皮一斤，
酒浸，九蒸晒

上为末，酒糊丸，桐子大。每服百丸，滚汤下，日进
三次。外用甘草、黄柏、荆芥、苦参、槐头、椿头、防
风、大风子壳、葱，煎洗浴。

仙花膏九十四　治大风恶症神效。

闹羊花八两，酒蒸九次　苍耳子八两，炒　败龟板煅白如
霜，二两　番木鳖酥炙，二两

上为末，用蜜一斤熬去水气，调之入竹筒内，挂当风
处。病人初起酒服五分，弱者服一二分，不饮酒者沙糖
调下。

水制黄香丸九十五　又名黄龙丸。治诸风危困，无药

---

① 韶脑：即樟脑。因樟脑自古产自韶州而命名。
② 二两五钱：三三本作“一两五钱”。

可治将毙者。

舶上硫黄黑色者曰雌，黄色者曰雄，各半打碎，溶化倾入酽醋内，取出里面之油，取净者一斤，用竹筒一个削去青，入硫在内，以蜡封口，投入无水粪坑中，浸一年取起，放长流水中四十九日　明亮松香溶化，加烧酒煮六七沸，倾入冷水内，抽扯去内苦黄味，再煮再抽，一连七次拔净，细白无脚，方用三两　茅术米泔浸，刮去粗皮，用白净者，一斤　紫檀香　茅香俱不见火　白胶香　川乌炮，去皮　川芎各四两　恶实①头末　草乌炮去皮　明天麻各三两

一方加地龙二两，名黄龙丸。

上为末，陈皮糊丸，梧子大。每服五十丸，滚汤下。如皮肤发热，加番木鳖五钱，以麻油煮熟，忌猪肉、房事。

治鹅掌风雁来风方九十六

银杏肉打烂搓擦，如干扑去渣，不可水洗，再加冰片、麝香各三分，研匀。桐油调涂上，以艾火熏之。

又方

用真平胃散、桐油调涂，于炭火上熏之。频涂频熏。

又方

用乌骨白鸡，勿使犯雌，另蓄一处。收其粪，晒干加入蛇床子末，煎汤。入瓶内熏之，待温即洗。一方加雄黄、皮硝尤妙。

---

① 恶实：即牛蒡子。

又方

用苍术、艾煎汤，瓶内熏之，俟温洗之。

又方

水银三钱，铅二钱，化开投入水银为末，用硫黄三钱研细，将茄蒂蘸擦。

一法以滴卤洗，二三次则愈。

白癜风方九十七

用麻油半斤，生柿柁两个打烂，和匀入锅内熬黑，去渣，点在患处，自变好肉。

三分散九十八　治诸恶风、痿困、瘫烂危笃者。

闹羊花，酒拌，九蒸晒，用生漆每两加樟冰二钱、雄黄二钱，搅匀，隔汤炖化，拌蒸晒干。又以茜草根捣汁，拌，蒸，晒干为末。每两加雄黄三钱、麝香五分、蟾酥二钱，研匀。每服三分，沙糖调，温酒下。半日不可见风。

四物汤九十九

川芎　当归　白芍　大生地

人参败毒散一百

人参　羌活　独活　前胡　柴胡　荆芥　防风　桔梗川芎　枳壳　茯苓　生甘草　生姜　大枣

补中益气汤一百零一

升麻　柴胡　人参　绵黄芪　当归　茯苓　白术　炙草　姜　枣

卷　四

参术遇仙丹百零二　治三十六种大风诸恶危症。

人参　白术各一两　川芎　皂角刺　藁本　蝉壳　天麻各二两　羌活　独活　细辛　紫参　丹参　沙参　知母各三两　玄参　当归　荆芥穗　红花　苍术各四两　川山甲　僵蚕　蜈蚣　漏芦　萆薢　石斛　秦艽各一两　乳香　没药　血竭各七钱五分　麝香五分　木香一两五钱①　地龙八钱　苦参皮半斤

上为末，蜜丸，桐子大。每服五十丸，温酒下，忌牛、羊、猪肉、野味、鸡、鹅、烧酒、房事，避风为上。

子和方百零三

五经②风症少人知，金肺伤风损两眉，肝木不仁身紫色，土脾受湿癣斑皮，火心传遍伤双目，水肾生灾漏两蹄③，识透五般风病症，堪世上作良医。又云，虫入肺经先落眉，虫入心经手拳跐④，虫入脾经身麻木，虫入肾经穿脚底，虫入肝经眼目反，虫入胃经蜉痒皮。

---

① 一两五钱：三三本作"二两五钱"。
② 五经：人的心、肝、脾、肺、肾五经。
③ 蹄：脚底。
④ 跐（jī基）：古人席地而坐时伸开两脚的样子。

卷四
一〇三

第一神效散百零四

黄柏末　皂角灰，各三钱

研，匀作一服，温酒调，空心服，晚勿食。至二三更必下虫，大小长短者甚多。

第二清气散百零五

枳壳　槟榔　青皮　陈皮　厚朴　泽泻　半夏　茯苓猪苓　当归

水煎服。

第三大皂丸百零六

皂角二十，刮去黑皮，酒炙黄，研末。另以十斤捣取汁炼膏，丸梧子大，空心酒下三十丸。

第四消风散百零七

白芷　全蝎　人参各一两

上为末，每服一钱，空心温酒下。

第五顺气散百零八

苦参皮二斤　乌药　防风各四两

上为末，每服三钱，酒下。

大风丸百零九　治眉目遍身秽烂者。

大风子肉三十两　防风　川芎各十两　蝉壳　羌活　细辛　首乌　独活　苦参　当归　牛膝　全蝎　黄芪　薄荷各二两　白芷　狗脊　牛黄　血竭各五钱

上为末，米糊丸，桐子大。每服十五丸，茶下，空心服，日进三次，外以桑条灰①二斗，滚汤淋汁，洗头面，有疮者，以汁调灰涂之，或用黑豆、绿豆浸取豆浆三日，煎汤浴一次，仍频洗脚。

大麻三方百十　治一切大麻风危者，大有功效。

当归　川芎　熟地　桃仁　防风　荆芥　紫苏　薄荷　芒硝　连翘　赤芍　桔梗　紫萍　麻黄　红花　苏木　大黄　白术　厚朴　山栀　黄芩　丹皮　石膏　甘草各一钱　滑石一钱五分

水煎服十剂。重者加全蝎，上部加升麻，下部加木瓜、牛膝、麝香、独活，发热加干葛、柴胡，面部加白附子，气滞加木香，磨酒冲服。

发表攻里散百十一

老人牙灰四个　牛虱②三十个，焙　桑虫③四条，焙　穿山甲　虎骨酥炙　鹿角灰各一两　蜈蚣三条，炙④　败龟板炙　蜂房炙　官桂各一两　麝香五分　牛黄三分　蜓蚰⑤四条　血余灰　鸡鹅鸭卵壳⑥煅，各一两

---

① 桑条灰：即桑灰。

② 牛虱：《本草纲目·虫部》："时珍曰：牛虱生牛身上，状如蓖麻子，有白、黑二色。咂血满腹时，自坠落也。入药用白色者。预解小儿痘疹毒，焙研服之。"

③ 桑虫：出自《本草图经》，甘、平，有毒。《本草再新》："活血、祛瘀、通经。"

④ 三条炙：三三本作"二十条，炙"。

⑤ 蜓蚰：出自《本经》，味咸、寒，无毒。《本草再新》："清热祛风，消肿解毒，破瘀通经。"

⑥ 鸡鹅鸭卵壳：三三本作"鸡鹅卵壳"。

上为末，每服三钱，酒下。

丸方百十二

苦参皮一斤，酒浸一夜，晒　皂角八两　花椒四两

上为末，酒糊丸，桐子大。每服五十丸，空心，温酒下。

夺命丹百十三

苦参　桔梗　升麻　当归　白芍　连翘　荆芥　防风　羌活　苍术各四两　独活　茯苓　黄芩　川芎　蛇床子各二两　薄荷　大黄　白芷各五两　陈皮　半夏　干葛各三两　枳壳一斤　甘草一两　山栀半斤　芒硝三两

上均作十帖，水煎服。

丸方百十四

防风　当归　牛蒡　荆芥各四两　蒺藜　胡麻各二斤　荆子①　苦参各一斤　大风子肉六斤　血竭八两　牛黄三钱　麝香六钱　冰片一钱五分　辰砂七钱

上为末，蜜丸，梧子大。每服八十丸，空心酒下。

擦方百十五

丢子三钱　杏仁二十粒　蛇床子　槟榔　防风　荆芥苦参　风藤　川槿皮　威灵仙　茅香　藁本　菊花　藿香　甘松　麝香　细辛　水银　车米　硫黄　枯矾　白芷各一钱

---

① 荆子：即蔓荆子。

共研末擦之。

洗方百十六

荆芥　防风　菊花　枳壳　金银花　大风子　蔓荆子
苦参　玄参　沙参

煎汤洗之。

上方治心、肝二经受病，其色青，遍身紫，绿色或有
泡，初起眉毛未落，面目瘙痒，如虫行之状者神妙。若加
桃、柳、楮、桑、槐嫩枝在内，煎汤洗更妙。

远年大风煎方百十七

升麻　川芎　枳壳　陈皮　天麻各三两　黄连　黄芩
前胡　连翘　地骨皮各四两　麻黄五两　全蝎　薄荷各二两
木香三钱　丢子一斤

眼昏，加菊花、黄柏各一两；麻木，加木通、滑石各
一两；烂疮，加雄黄、苦参各一两；紫泡，加红花、苏木
各一两；身痛，加羌活、防风、苍术各一两；面痒如虫
行，加白附子一两。

上均作十帖，水煎服。

丸方百十八

防风六两　羌活　升麻　菖蒲　连翘　牛旁子　前胡
槟榔　厚朴　苍术各四两　苦参八两　胡麻　花粉　蒺藜各
一两　僵蚕　枸杞　木瓜　天麻　菊花　川芎各二两　丢子
一斤

如紫色，加朱砂五钱；脚软，加牛膝、防己各二两；

脚肿，加木香五钱；疮烂，加雄黄二两；遍身烂，加白花蛇一条；身痛，加羌活、独活各二两。

上为末，米糊丸，桐子大。每服百丸白汤下，日进三次。

洗方百十九

首乌　荆芥　防风　槐枝　苦参　马鞭草　金银花枫树皮

煎汤洗之。

末药西江月百二十

雄黄、南星、半夏、川芎、草乌、朱砂，更加一味白天麻，每服半分酒下。七味皆为细末，分两称准无差。浑身出汗住疼麻，万两黄金无价。

草方百廿一

荔枝草　箭头草　黄花地丁草①　忍冬草②各等分

晒干为丸，酒下。

既济丹百廿二　治三十六种危恶大风。

白砒二钱，绿豆浆煮半日　人中白③六两，醋煅七次　明雄黄五钱　朱砂四钱

上为末，每服半分，以大黄、黑牵牛各五分，煎汤空心下。七日后追出异虫从大便出，用荆芥汤洗澡，则虫皆

---

① 黄花地丁草：三三本后有"蒲公英"。
② 忍冬草：三三本作"忍冬藤草"。
③ 人中白：为凝结在尿桶或尿缸中的灰白色晶片，性味咸、寒，功能清热降火，止血化瘀。

坠缸底。如身上觉痒，将白及煎汤，服药二七日，则面上黑肿皆退。如愈后即服下除根方。

除根方百廿三

白矾一钱　地骨皮　丹皮　当归　生地各一两

上为末，蜜丸卜子大。每服十丸或酒或茶下，日进三次，则永不发。服此之后，要服苏骨丹一年。

苏骨丹①百廿四

汉防己三两　风藤四两　甘草二两　松香一斤

酒煮一日，倾水抽扯五七次，白净细腻俟冷，共为末，米糊丸桐子大。每服七十丸，白汤下，则筋舒血足矣。

擦方百廿五

水银　胆矾　明矾各等分

上研至不见星，以三分擦手足心，先服前末药，五七日再服苏骨丹三五日，然后擦二三日，又服末药，如此间行之。

药酒方百廿六

石六轴子②四两　乌蛇一条　当归四两　甘草八两

先以水六碗，煮甘草汁三碗，方入烧酒一斤，并三味药，隔汤煮三炷香，埋地七日，每早饮一杯。

---

① 苏骨丹：原作"醒骨丹"，据上文及三三本改。
② 石六轴子：出自《饮片新参》，"……性温，味涩微苦。敛肺，止汗，化痰，定喘咳，治泻利遗泄"。

黄白丹百廿七　治大风挛毙败绝危困者。

白松香水煮，淘五七次，又以煮酒①或火酒煮白占②，各等分为末。红枣肉丸，每服百丸，酒下。

漱风散百廿八

甘草　石斛　藁本　麻黄　乳香各一两　当归　苍术　细辛　荆芥　川芎　全蝎去硝泥炙　牙皂　两头尖　升麻　白芷　川胡麻各三两　草乌一两六钱③　川乌二个，各重二两，童便浸煨

上为末，每服五七分酒下。麻木者，三四服即愈。

养龙汤百廿九　治大风瘫挛眉毻。

归尾　白芷稍　全蝎　僵蚕　蝉壳　风藤　菖蒲　木瓜　苦参　荆芥　甘草　薄荷　红花　生地　连翘　蔓荆子　首乌　米仁　角刺　牛旁子　白蒺藜　威灵仙　金银花　五加皮　胡麻虱④　养骨龙

水煎，加乳香、没药服。

脱胎丹百三十　治三十六种风症。

红砒四两　羌活　独活　黄连　山栀皮各五钱　硇砂　甘草各三钱五分　丢子半斤　大皂荚六两

---

① 煮酒：三三本作"黄酒"。
② 白占：即蜂蜡。性味微温，甘，功能收涩敛疮，生肌止痛。
③ 一两六钱：三三本作"三两六钱"。
④ 胡麻虱：即巨胜子。主治伤中虚羸，补五内，益气力，长肌肉，填髓脑。

共研匀，水煮一昼夜，微火炒干，加樟、冰各一两五钱，入罐封固。打火三炷香，取升起灵药四两，用青布包之，以童便浸。山栀皮捣为饼，包药七日，取出研末听用。每药三厘，用姜一片，荆芥一撮，泡汤下。七日后身发痒，煎白及汤饮之则止，再服苦参丸收功。

苦参丸百三一

苦参三斤剉片，童便浸七日。以长流水漂净，晒干，加甘草、黄连、山栀各三两，共为末，水法丸。每服百丸，酒下，日进三次。

定风酒百三二　治痛风、寒湿、痿困诸症。

檀香　羌活　防风　牛膝　杜仲　芍药　当归　木瓜　天麻　白芷　川芎　麻黄　陈皮　荆芥　半夏　黄芩　官桂　苍术　首乌各一两　沉香　木香　乳香　没药　血竭红花各五钱

上均作三帖，用无灰酒一坛入药，一帖封固。隔汤煮五七沸，不拘时，随量饮。

碧霞浆百三十三

羌活　独活　白芷　川乌　细辛　菖蒲　苍术　风藤苦参　当归　防风　升麻　藁本　蒺藜　荆芥　木瓜　薄荷　茄根　防己　天麻　川芎　射干　麻黄　水萍　胡麻葳蕤　首乌　木香　檀香　沉香　仙灵脾　威灵仙　蛇床

子　菓实①　金银花　羊踯躅花各五钱

酒浆一坛，入药五两，隔汤煮透，俟冷。每饮一杯，避风二时，朝夕饮。

无忧酒百三十四　治湿痹诸般肿痛。

防风　牛膝　羌活　鳖甲炙　虎骨炙　松节　蚕砂白术各二两　萆薢　当归各三两　秦艽四两五钱　苍耳子　枸杞各四两　茄根皮八两　杜仲一两五钱　红花　藁本　香蛇各一两

酒浆一坛，入药四两，煮熟，随量饮。

甘醴百三十五　治麻痹不省人事。

羊踯躅花一两　北红枣五十枚　风藤二两　烧酒五六碗

共入坛内，糠火煨，饮半小杯，令人昏迷一周时，酒未完而病已脱。

神仙酒百三十六　治痛风遍身僵肿及半身不遂，并外广疮寒湿皆效。

闹羊花根三斤　生姜四两　红枣六两　醇酒二十碗　酒浆十碗

将药浸入酒内，煨熟去渣，卧时服一小杯。

乌茶酒百三十七　治痛风、痹症、疠风、疙瘩、黑肿、瘫痪等症。

乌茶草即七叶连根草　当归　五加皮　川芎　生地

---

① 菓实：即菓耳实，苍耳子别名。

芍药　升麻　白芷　防风各二两　甘草五钱　玄参　苍耳子各三两　乌药　羌活　独活　前胡　秦艽　金银花　闹羊花根各一两　千金草即恢草，乃首头香、糙米菊、回回草，二两

好酒一坛入药，隔汤煮透，随量饮，醉醒痛止。

推云酒百三十八　又名冯夷琼浆。治紫云、疙瘩、挛困麻木、剜割不知者。

川乌三两，炮　苦参　羌活　防风　胡麻　甘菊　荆芥　风藤　连翘　粉草　白芷　黄连　当归　川芎　黄芩　芍药　牛膝　独活　僵蚕　蝉壳　生地　首乌　威灵仙　金银花各五钱

上均作二帖，用酒浆一坛入药，一帖密封蒸之。每日三进，每进一杯，重者四坛全愈，轻者一料。饮酒时以药汤频浴为妙，药汤方备下。

浴药方百三十九

菊花　干荷叶　藿香　白芷　甘松　麻黄　沙参

各等分为末，每水一桶，入药末三钱，加桃柳枝各一把，煎四五沸，睡时于无风处热洗久出。忌猪、羊肉、房事、劳役，惟鳗鲡、乌鱼、白鸭，啖之方效。

治冷痛麻风百四十

闹羊花根四两　北红枣一斤　烧酒五斤

上药酒共入坛封固，煮一日，每饮一小杯，一周时醒，顿愈。

苦参膏百四十一　治大麻风、癜疹、挛痪等症。

新鲜苦参十斤，剉片，老酒一坛浸之。春五、夏三、秋七、冬九日取出，晒干为末。加紫萍五两，用苍耳草自然汁十碗煎熟，加白蜜五六斤，同炼成膏，入参、萍末和匀，磁瓶收贮，每用一匙，以白汤或酒化下。

仙黄花膏百四十二

三、四月间收羊踯躅草，连根捣取自然汁，煎炼，渐加白蜜成膏，量加麝香、冰片、松香，收贮磁瓶。每服一匙，酒下昏沉一二时，醒后自觉爽快。其风疬、麻痛顿愈。

豨莶膏百四十三

六、七月间收豨莶草，水洗净，拭去毛刺，捣取自然汁，文火慢熬，不住手，搅之，勿令黏底。加白蜜煎炼熟，加当归、苏木、红花、乳香、没药、血竭、木香、沉香、檀香、麝香、冰片①、葳蕤各等分为末，炼成膏，磁瓶收贮，每用一匙白汤下。一方取苍耳汁对分，煎之亦好。

铅汞膏百四十四　治风癫、血枯、手足僵挛、身肉干憔、骨瘦如柴者。

苏木十斤，研碎，以水三四桶煎，试滴水不散，去渣，加紫草二斤，当归、红花各一斤，剉碎入内，再炼

---

① 冰片：三三本无。

去渣，再加乳香、没药、血竭、沉香、檀香、香蛇、人参、麝香各等分为末，白蜜二斤，同煎，炼成膏，收贮任服。

百花膏百四十五

透骨草　忍冬藤　蒲公英　鹤虱草　九龙藤　野天麻　旱莲草　半枝莲　地杨梅　豨莶草　苍耳草　紫地丁　地锦草　旱辣蓼　大小青　薄荷叶　灵芝草　鱼腥草　见肿消①　血见愁　淡竹叶　南天竹　枸杞头　橘树头　枳椇叶　五加叶　接骨木　石楠头　地蜈蚣　萹蓄草　马齿苋　野芥菜　蛇床叶　长青草　慎火草　太湖葱各等分

捣汁煎，加蜜，炼成膏。再加沉香、檀香、冰片、麝香各等分为末，入内收贮磁瓶，勿泄气。每服一匙，酒下，日进三次。

乌饭膏百四十六　治大风挛曲者。

南天竹即名乌饭，时山人呼为一丈虎，春夏收其枝叶，秋冬取其根皮，水熬成膏服。

太乙神浆百四十七　治诸风疠大症。

肥蟹十二只，雌雄各半，去垢净，剁烂，入磁瓶内，好严漆三十六两入内，念咒六遍。以云鹤马包封，埋阴地，喜神方向，七七日取出，日饮一杯。咒曰：天灵地

① 见肿消：即商陆。功能逐水消肿，通利二便，解毒散结。

灵，天地清宁，神仙和合，万气本根，祛邪疗病，永保长生，吾奉太上老君天医使者令①。

四圣膏百四十八　治手指挛曲不舒，节间疼痛，摊在纸上贴之，渐渐痛止、伸直。

姜汁　葱汁各二碗　线胶四两

同煎炼，再入草乌末四两为膏，如绞②葱汁，须加火酒，再入乳、没各一两。

五灰膏百四十九

桑柴灰、毛竹灰、豆萁灰、栗柴灰、荞麦灰各五升，淋取浓汁，文武火炼，俟凝，加明碱一块，矿灰一块，硇砂、白丁香、白附子、巴豆、附子、斑毛各等分为末，和匀收贮，如冷麻、大风、肿块，并手足拘挛者，以刀刺破皮肤涂之，烂去恶肉，以除毒根。

黑云膏百五十　大风大疠，紫黑肿块，疮癣恶形，涂之旦夕脱光。

当归　川乌　川椒　飞盐各二两　赤芍　白芷　羌活　木香　僵蚕　杏仁各五钱　黑豆一升半　芝麻二升　蓖麻子一百粒　苍耳子半升　白附子一两五钱

各为末，和匀，以棉花油四两拌之，入磁罐内筑实。以青槐枝数条插内通底，生布包瓶口。将地掘一穴，埋一阔口，矮瓶在内，将药瓶倒入，瓶内盐泥封固，上面

---

① 令：三三本前有"敕"。
② 绞：三三本作"无"。

以棉花核二斗堆在瓶上，以桑柴二百斤烧半日，去柴留炭火，煨至午间，则油滴在下瓶内，俟冷取出，加雄黄、乳香、没药、血竭各五钱，牛黄一钱，麝香二钱，共研末加入。

通天膏百五十一　凡大风、疠疮、痒疼、干烂、疥癣，涂之立愈。

大风子四斤　川胡麻　蓖麻子　土木鳖　杏仁　山赖^①各二两　芝麻四合

上捣烂入瓶内，筑实，以柳枝三四根插着瓶底，掘地潭埋一大罐，外以水灌泥潭，将药瓶合在上口，上以炭火打三炷香，煸油下溜。

九子油膏百五十二

蛇床子　瓜蒌子　牛蒡子　棉花子　木鳖子　蓖麻子胡麻子　大风子　苍耳子各等分

上捣和入瓶内，倒转，炭火煸油，加雄黄、麝香、樟脑末涂癣疮。

长肉膏百五十三　如风疮烂潭^②，以浓茶洗净，将膏塞入，不日长平。

银朱　云母粉　象牙末各等分

以鸡子清调之。

坎离膏百五十四　凡大风乖疠，久烂无皮，以甘草汤

---

① 山赖：即山柰。
② 烂潭：因疮毒而致的烂肉。

洗净，搽之，三四日即愈。

血竭三钱　冰片一钱　轻粉　水银各二钱　大风子肉一两
白占五钱

上研至不见星，加熬熟香油调，加麝香一分、冰片二
分。如治鹤膝风，再加闹羊花根二两、穿山甲末六钱。

三白膏百五十五　凡风疬、癣疮、乖烂，涂二三次
即愈。

大风子白肉①　冰片　水银　车米

和研，不见星。

小春膏百五十六　凡痛风寒湿，大风肿块，贴之
如神。

桐油一斤，煎滚即下黄丹四两，随下川山甲一两，又
下蜈蚣十条，渐投白鹅毛二两，血余五钱，化尽倾水内，
俟冷收杯内，隔汤化开，入乳香、没药、血竭、车米、韶
粉②等末，各一两。

青白膏百五十七

用白松香、青菥子各等分，以葱头同打为饼，塞入烂
潭，即生好肉长平。

二圣膏③百五十八

风疮烂潭深久者，以浓茶同甘草煎，洗净。用杏仁

解围元薮

一一八

---

①　大风子白肉：三三本作"大风子肉"。
②　韶粉：性味辛苦，大寒，有大毒。主治各种毒疽毒痈，臁疮。
③　二圣膏：三三本作"三圣膏"。

七十粒，半夏半粒，同捣细塞之，俟肉长平，用掺药收功。

雁来风百五十九

黄占　川山甲炙　车米　大风子肉

研细，菜油调涂，日易。

佛手膏百六十　治诸风黑紫疮核，并手足肿大，恶疮胀湿，久烂者。

斑毛七个　巴豆七十粒　杏仁二十粒　砒一钱　盆硝一两红娘子①十四个　黄占　韶粉各五钱　硫　丹各三钱　沥青腻粉各一两　绿豆一合　槐角三条　清油四两　血余五钱

上以油煎发化，次下红娘子、巴豆、槐角等，逐件俟焦枯漉出，方下硫、硝、丹粉，不住手搅，滴水成珠为度，先将针刺破肿块，以膏贴之，二三日愈。

千捶膏百六十一　治大风肿胀黑疮手足胀大者。

杏仁　江子②　蓖麻子各六十粒　铜青　松香各四两

先将前三味捣千杵，加后二味，再捣成膏，如干，加香油少许，放水中，忌见火。

呼脓膏百六十二

蓖麻子、大风子白肉各一百粒，捣千杵，加松香再捣成膏，加乳香、没药、血竭、车米、麝香各少许，

---

①　红娘子：出自《本草图经》。味苦，平。有小毒。《本草衍义》："行瘀血、月闭。"

②　江子：即巴豆。功能峻下寒积，逐水消肿。

贴之。

水成膏百六十三　治诸风破烂及面手足污疮，能令生肉。

陈皮八两，炒黑　陈米半升，炒香　藿香　马蹄香各一两
麝香一钱

上为末，冷水调敷，有脓处如破，用槐枝汤洗净，敷之。

升平散百六十四

紫萍　黑豆　升麻　麻黄各等分

上为末，酒糊丸，绿豆大，每服五十丸，酒下，临卧服，取汗，三日再服，三次愈。

云翎散百六十五

白鹅毛炒铁色为末，老酒下三钱，再饮酒，以醉为度，取汗必滋黏者，三日后肿块渐退。

雨霖丹百六十六

当归　川芎　沉香　甘松各一两五钱　木香一两　乳香
没药各五钱　槐实①　紫萍　白花蛇一条，去皮、头、足，炙
麻黄十斤，去节根，水煎膏

上为末，麻黄膏丸，弹子大。每服一丸，麻黄酒磨下，卧半日避风。

雷公散百六十七　如服丢子丸，当常服此，以免

---

① 槐实：性味苦、酸、咸，寒，无毒。治五内邪气热，止涎唾，补绝伤，五痔，火疮，妇人乳瘕，子脏急痛等。

害目。

雷丸二钱六分　丢子肉一两五钱　槟榔一两六钱　无名异①二两五钱　锡灰五钱

上为末，每服五钱，酒米糊亦可。壮人半月一泻，瘦人二十日一泻。

牙霜丸百六十八

牙皂末一两　巴霜三钱五分

饭丸绿豆大，白汤下二丸，利下黑物。

红玉散百六十九

东丹　象牙末各五钱　乳香　没药各一钱　孩儿茶　车米　韶粉　赤石脂　炉甘石煅　寒水石煅，各二钱　白占一钱　血竭三钱

研末轻掺。

珠云散百七十

云母粉　珍珠粉　败龟板煅白　乳香　寒水石　象牙末　坏子粉

研细末用。

轻蛤散百七十一

五倍子　车米等分

研末用。

---

① 无名异：出自《雷公炮炙论》。味咸，性寒。治金疮折伤内损，止痛，生肌肉。

半夜散百七十二

用未生毛小鼠，捣烂，搭在壁上风干，焙黄香，研细，土别虫灰、钻粪虫灰、白占各五钱，掺之，一夜长平。

四魔粉百七十三

硇砂　斑毛　江子　银油

和为细末，凡风症高肿、紫黑成块、坚顽者，将楮叶①擦损苦皮，以药掺上，贴膏即烂去。

香儿粉②百七十四

麝香一分　儿茶五钱　冰片二分　轻粉　胎骨灰各二钱

研细，掺，臭烂深潭妙。

香珠散百七十五　治大麻风、足底穿烂者。

木香　朱砂　车米　赤石脂煅　东丹各等分

研细，先以茶叶、川椒煎汤洗净，掺上，外用绵纸，用面糊黏上七八层，不数日肉长平。

四圣散百七十六

牛黄一钱③　麝香三钱　胆矾四钱　明矾五钱

上为末，香油调，如上身病重，以二分擦手心，一分擦足心。下身重，反是。每度以四次均擦，三四日则吐出臭黑水，七日不可吃盐荤，二七日以雄鸡约一斤半重一

---

① 楮叶：出自《别录》，"味甘，无毒。主小儿身热，食不生肌，习作浴汤，又主恶疮生肉"。

② 香儿粉：三三本作"香皂粉"。

③ 一钱：三三本作"二钱"。

只，煮熟，酱拌食之，其汁煮饭吃，三七日用防风、荆芥、苍术、石斛、蛇床、羌活、白芷煎汤洗浴，四七日服蜡矾丸半升，病愈。

香蒲丸百七十七　治大麻风，诸药不效者服此除根。

松香二十两，水澄化①七次。草乌八两，光乌四两，此二味用水二桶煎浓汁去渣，沉去泥脚。鲜菖蒲三斤，煎浓汁去渣。防风、荆芥、苍术、甘草各四两，用水一桶，煎浓汁去渣，沉去泥脚。先将二乌汁煮松香，干；次将防风等汁煮松香，干；又将菖蒲汁煮松香，干；又将好醋一碗煮松香，干。熬如鳅眼，看火候持起，俟冷，浸水，内出火毒，再以火微溶，取起，晒干捣研末。上部用陈米醋丸，下部用面糊丸。起初三日，每服一钱五分，次三日，每服二钱五分，日进二次，第七日再起，用而复始，空心酒下。

五死加减：皮死麻木不仁，加天麻二两，属脾。肉死刀割不知，加首乌四两，属肾。血死臭烂成脓，加当归四两，属心。筋死手足指落，加葶苈四两，属肝。骨死鼻梁崩塌，加骨碎补二两，属肺。

五经受病加减：肺经受病，面如紫蓝，加僵蚕一两。脾经受病，遍身红癣，加苍术四两。肝经受病，骨络筋缩，加皂角二两，去尖。肾经受病，足底穿烂，加乳香、

---

①　澄化：使液体浓缩。

没药各五钱。心经受病，目中流血，加黄连一两。虚弱人加人参，和前加减，用酒煮药，吞前丸药。上身用黄芪三钱，下身用牛膝七钱，疼痛不止加乳没各三钱，水四碗，煎二碗服。

擦方百七十八

阿魏二钱　樟脑三钱　轻粉四钱　大风子一两，净肉　花椒末一两

生桐油调，布包药擦。

生眉方百七十九　治落眉。

皂角焙　鹿角煅灰

等分为末，用生姜捣匀，频擦眉棱骨上，则眉渐生。

治口眼㖞邪神效方百八十

大全蝎酒洗净，盐焙干为末，七钱　白僵蚕末七钱　竹节白附子末七钱

称准，和匀。每服一钱五分，酒调服，至三日加五分。

附雄散百八十一

歪附子一只，生捣　雄黄　白附子　樟冰各二两　白芷　杏仁　草乌　南星　半夏　牙皂　蛇床子各五钱　白及　白蔹　川椒各一两　川乌　车米　山慈菇　五倍子各七钱　蝎尾　僵蚕各一两二钱　蟾酥三钱

上为末，以姜蘸擦斑剥肿块上，须于密室内擦，如见风触之，则病反凶。如手指、足趾皮肉麻木，用药末一

两，白及一两，和匀，先以秦椒、透骨草煎汤，拿洗麻处，再用柏叶熏蒸，方用火酒调药，炖为膏子，搽上渐平复。

扫云丹百八十二　治遍身不可忍者。

用草乌末，生姜捣汁调，麻布包擦，自愈。

白雄散百八十三

雄黄一两　白附子五钱　皂荚炙去皮弦筋，三钱

共为末，如黑肿、斑块、赤癣，以老姜蘸药一两，擦。若鹅掌、雁来等风，用煨姜蘸药擦。如烂风疮，用蟹黄调涂极妙。

红玉散百八十四

文蛤　白芷　当归　白及　大黄　草乌各一两　乳香　没药　儿茶　血竭　雄黄　韶粉　东丹各三钱

上为末，如痒块斑肿者香油调，黑块顽顿者姜汁调擦，极妙。

消斑散百八十五　去面上一切斑驳。

白附子　花蕊石　川椒　南星　五倍子　牙皂　山慈菇各等分

为末，姜汁调，临卧涂之。

飞白散百八十六

用老姜切开作片，将砒末夹在内，以线紧缚定，用山黄泥封固，晒干。入火煨，候内姜收尽砒末，取出，将斑毛末乘湿揩拭于上，病人浴出，以穿山甲刮去块上

苦皮，用此姜重擦则成疮，忌见风，七日脱光，重者三次除根。

消毒丹百八十七　又名太白散。治牛皮血癣疮更妙。

明矾十两　白砒五钱　蛇床子七合，炒　硫黄五两　海螵蛸五两

各研末，先将砒、矾渐掺入锅内，俟矾化枯收起，又将些掺下。如此，待枯尽，方同下三味和，研细。如血风臭秽，成片湿肿，黄水淋漓，或脓血黏渍太重，加核桃壳灰一两，以菜油调涂，四五日脱光。

舒挛汤百八十八　治手指挛曲者。

薜荔枝叶梗，每斤加川椒三两，侧柏叶四两，煎浓汁久洗，自然伸直。又名过水龙，须古桥上生者。

虎跑泉百八十九

虎杖草　豨莶草　苍耳草　防风　升麻　荆芥　金银花　紫苏　鹤虱草　五台头①

煎汁洗浴。

兰汤百九十

大风子壳　白芷　防风　荆芥　苦参　首乌　苍耳子草　麻黄　川椒　葱

煎汤久洗，取汗避风。

---

① 五台头：即泽漆。有行水消肿，化痰止咳，解毒杀虫的功效。三三本无。

乌龙汤百九十一

苍耳子一斗，乌鱼一个，重二斤者，二味同煮，取鱼食之。以汤洗浴，病重者二三十次即愈。歌曰：仙苗苍耳野园中，非比寻常草类同，治风用此如神效，救人真有大奇功。

仙授方百九十二

凡风疠恶疾，多因嗜欲劳伤动气，血热汗泄，不避邪气，使淫气与卫气相并，则肌肉不仁，腑热不利，故色败皮痒，鼻梁崩坏，或自不仁，极恶之业所致，久则身白皮脱，如蛇皮之状。用桑枝灰一斗，热汤淋汁洗头面，次用大豆及毛豆浆，添热水，三日一浴，一日一洗，外用侧柏叶蒸，晒干，白胶香等分，蜜丸梧子大，每服三十丸，白汤下，日进三次，随浴随服。

五草六木汤百九十三

歌曰：椿槐桃柳干茄柯，桑谷天麻总一锅，苍耳金银藤辣蓼①，久年风疠自消磨。

湿风痛风汤百九十四

石楠叶　马鞭草　辣蓼

煎汤，浸洗即愈。

三宣汤百九十五

麻黄根、地骨皮、草乌头各二两，加朴硝二两研匀。

---

① 辣蓼：性辛温，功能祛风利湿，散瘀止痛，解毒消肿，杀虫止痒。

上每用一两，水一桶，椒一合，葱三十根，艾一两，煎十数沸，加入米醋一碗，去渣，于密室中。先以帨巾拖搭四肢，候温，即澡洗之，令汗透，身面如珠，就于室中，睡一时，汗解方出，五日一浴。

八叶汤百九十六

桑叶　荷叶　地黄叶　皂角叶　苍耳叶　蒌叶　菖蒲叶　首乌叶

各晒干，烧存性，淋汁揩洗。

倒阳方百九十七　又名石蚕散。凡大风疮肿，斑黑顿消，必须戒色，方可保命。

用石蚕生研为末，酒下一钱，阳茎即痿软不举。

蚺蛇油百九十八

用蚺蛇油涂在阳茎上，即痿软不举。

败猪血散百九十九

腊月内取杀猪流血尽时滴出者，贮阴，自干为末，以猪脑调，为丸梧子大，飞盐酒下三钱，则一月不举。

生瓜散二百　又名败花散。

诸果皆先开花而后结实，惟丝瓜则先结而后开花，若开狂花则连瓜烂去，若好花则花谢瓜长，看其蔓上若有狂花谢下，即采此瓜干之，名败花果，以此为末，与人服之，则阳事不举，非惟丝瓜，但是先生本身而后开花之物，服之皆可痿阳。

蒸法二百零一

将地上掘一深坑，长六尺，阔三尺，深二尺，以桑柴火或炭火烧通红，酒糟拌砻糠各五斗，先于甑内蒸热，乘热投于坑内铺平，即用扁柏叶铺厚，上以草荐盖之，再摊一席，令病人卧在席上，以被盖厚，勿使通风，睡一二时，底下火气透过糟糠，焐其柏叶，自然出臭汗，遍身通泰，半夜后渐去被，待汗自干方出，至明日于无风处，以草木汤浴洗，去其汗秽。如病人强壮，可服防风通圣散一二碗，或青风藤膏一二钱，方入蒸池，甚妙。如虚弱者，不可服药，只蒸可也。

熨法二百零二

用晚蚕砂和盐炒热，布包，但有肿块处，乘热熨之，冷即易，以醋拌炒尤妙。初起者即退。如无蚕砂，即太湖沙泥或珠子无名异，醋炒熨之亦好。

洗熏法二百零三

川椒、川乌、胡葱、草乌煎浓汤，加雄黄、石黄末浸洗挛指一日，用侧柏叶、松节、辣蓼烧烟熏半日，将乳香、没药、血竭、硇砂、川乌、草乌、麝香、樟冰、白及为末，减水调煎一二沸，涂在挛指上，七日不可见汤，其皮自然退下，再熏二三次即愈。

治疬疮法二百零四

洗方

威灵仙　首乌　菖蒲　甘草　防风　荆芥　刘寄奴

苦参各一两三钱

上剉碎入瓮，满水煎浓汁，清晨令病人饮食略饱，将药汤放缸内，病人坐于缸上，架子安稳，令汤气熏之，如冷，以烧火大砖投下，使热气冲上，如此三四次，方入汤中洗澡，须在小密室不通风处方好。早晨浴至午间方止，即以擦药五钱，半于两手心擦摩，半于两足心擦摩，以上摩左，以左摩上，手足频易摩之。午间浴罢，摩至申酉时，手心足底如火热，用纸条捆缚两手，足底心紧包，以免气散，即吃煎药一大碗。如此缚定三日，不许解开，亦不吃盐酱，不可见风，如见风则久不肯变色，亦不肯退斑痕，只吃煎药一碗，第四日以生鸡汤开腥，守戒，七日全愈。

擦方二百零五

水银一钱七分　胆矾　明矾各八分半

和研，不见星，用麻油调厚，再久擂之如泥。

煎方二百零六

防风　荆芥　山栀　羌活　独活　连翘　前胡　川芎当归　木瓜　花粉　黄连　风藤　白芷　皂刺　冷饭团各等分

姜枣水煎服，三服，分三日服之。

双根沙皮饮二百零七　治初疬疮，又治结毒、下疳蛀干。

荆芥根二两　麻黄根二两五钱　晚蚕砂五钱　白鲜皮

五加皮各三两　防风　当归　大黄各一两　牙皂九斤　天花粉　连翘各一两五钱　羌活　独活各七钱　土茯苓一斤

上均作五帖，水煎，加酒一半，温服，先服十帖。

丸方二百零八

金银花　荆芥穗　防风各四两　旧琉璃灰二两

共为末，熟地四两，酒煮捣烂，再加冷饭团十两，捣成糊，方加药末为丸，桐子大。以煎药送下五十丸，其冷饭团取白肉为妙。

煎方二百零九

当归　防风　风藤　生地　熟地　荆芥　木通　甘草天麻　米仁　蜂房烧黄香　桑寄生　赤芍　皂刺　金银花白鲜皮

大剂每帖加冷饭团一两，水煎，送丸药下。如头面多，加川芎；身上多，加升麻、藁本；手臂多，加五加皮；脚腿多，加牛膝、木瓜。

七圣散二百十

金银花四两　杏仁十四粒　皂角子七粒　牙皂七片　僵蚕十四条　蝉蜕二钱　土茯苓一斤

水四碗，煎二碗，作二三次服，轻者二帖，重者三四帖，愈。

白通汤二百十一

白术　木通　木瓜　前胡　柴胡　羌活　独活　花粉

金银花　风藤　牛膝　甘草　陈皮　角针①　蒺藜　薄荷　米仁　苍耳子　皂角子各等分

每帖加土茯苓一两，姜枣水煎服。

荆神饮二百十二　治疗疮初起。

荆芥穗四两、水五六碗，煎去三之二，滤清，服。又以一斤煎汤，先熏后洗，不过三四次即愈。无毒不发。

火珠浆二百十三　治初生疔疮。

用蛇卵草取自然汁，冲酒温服数碗，一连四五次，脱，愈。

黄龙髓二百十四　治疗疮初起。

取白颈蚯蚓，于盆内捣烂，加水研淘澄清，取其清水，日服一次，二三日即愈。

杞头汤二百十五　治疗初起，即服败毒散三四帖。

以枸杞头二三斤，煎浓汤熏洗二三次，愈。

番白饮二百十六　此真方也，并可治霉毒②家严注。

番白草　紫花地丁　当归　木通　皂刺　风藤　皂角子　牛蒡子　蛇床子　僵蚕十二个　桑皮　米仁

每帖加土茯苓四两，水、酒各半，煎服十帖，病愈。

八仙汤二百十七　兼治疗疮结毒。

人参三分　米仁一钱　花粉一钱二分　皂刺廿个③　蜂房

---

① 角针：即皂角针。

② 霉毒：同"梅毒"。以阴部糜烂，外发皮疹，筋骨疼痛，皮肤起核而溃烂，神情痴呆为主要表现的传染病。

③ 廿个：三三本作"廿一个"。

七孔　浮麦一握　冷饭团三两　琉璃灰七分半

水煎温服，七帖病愈。

三川神应汤二百十八

川芎　牛膝各五分　川黄连　土黄连各一钱

先以饭团一斤半，将竹刀刮去皮，止用白肉，不用黄色，打碎，不见铁器，用水四大碗，煎至二碗，去渣，入药，再煎去一碗，又用雄猪夹肝煎油三匙入内，服三四帖止。

三分散二百十九　治疠风初起。

用黄花酒①拌，九蒸晒为末。温酒送下三分，酒尽量饮，麻木一昼夜，随服补中汤三帖，第四日照前又服三分，又服补中汤三帖，如此三次。初服发疮，二服出水尽干，三服脱光，永不再发。

黄白大丹二百二十　治同上。

用槐花半斤，以滚汤泡去石灰，焙干为末。加白矾四两，酒糊丸，桐子大。每服五六十丸，酒下，日进三服，服尽病痊。

坎离丹二百廿一

明雄黄一两　明矾二两

共为末。每服五分，热酒下，如难服，用黄米糊丸，桐子大。服三七日，全愈，永无毒发。

---

① 黄花酒：菊花酒的别称。

枣灵丹二百廿二

败龟板灰　马蔺草　地骨皮各一两　槐实　川椒　油胡桃各一两

如疮大，加桦皮末一两。上为末，北红枣丸，梧子大。每服三十丸，茶下，七日愈。

三母五子丹二百廿三

益母草　知母　贝母　槐子　苍耳子　蔓荆子　皂角子　牛蒡子

等分为末，每一两加虎胫骨一钱，煅存性，和白酒，糊丸，桐子大，每服一二十丸，温酒下。

定痛饮二百廿四　治筋骨疼痛，久不愈者。

茜草　麻黄　乌药各一钱　细茶芽三钱　槐子炒焦　川椒各五钱　鱼鳔肠三钱，米粉和炒成珠　乳香一钱　姜五片　葱五根

煎服，三剂全愈。

七神汤二百廿五

蜂房三钱　僵蚕二钱　角子①五个　淡竹叶二十片　灯心七寸长，二十根　土茯苓四两

用虾蟆一只，刮去腹中垢，风干，切四块，每帖下一块，煎服。如服虾蟆左前足，则愈左手病；服左后足，则愈左足病。上亦然。一二帖发起，三帖势定，四帖收功。

___

① 角子：疑为皂角子。

岁桃浆二百廿六　治疗疮初起。

用核桃按岁一枚，取白肉，竖排炒锅内，每桃上放细茶一撮，以酒煎，嚼桃饮酒，速愈。

胡麻饭二百二七

大枣二十一枚，去核，每枚入宫粉填满，每日以三枚和米半升，煮饭食之，七日枣完，疮愈。

蜡矾丸二百廿八

闹羊花酒拌，九蒸晒　草乌酒浸炒　白矾　黄占溶化，各等分

上为末，加蜜少许，丸卜子大。每服五六十丸，酒下。

糖岸散二百廿九

缸中岸半斤煅，黑沙糖半斤，拌匀，分三次服。又以雄黄研飞发灰、枯矾各五钱，共为末，每服三钱，酒下。

天尘丹二百三十

头垢不杂妇人者　雄黄各二钱　朱砂五分

均打作十八丸，先服一半，七日退光，不愈，再服完，则定。好酒下。

保真饮二百卅一

精羊肉四两，煮烂，取汁六七碗，入蝉壳四两，麻黄春秋用一两五钱，夏用一两，冬用二两，再煮，存四碗，旋服完，吃羊肉取汗，昏沉一日，醒后三日，皆退尽，无毒。如筋骨痛者，加上好点红川椒一两，不痛不必加。

虚鸣汤二百卅二

蝉壳四两　　仙遗粮^①半斤　　荔枝草一两　　麻黄春夏用七钱，

秋冬用一两五钱

作一帖，水三碗煎一碗，服三四日，毡光，疮多凶者

不过三服，即愈，不发，无毒。

乳酥汤二百卅三

精羊肉一斤，用水八碗煎至一半取起，以酒送下肉，

存汁，加蝉壳四两，川芎一两，威灵仙一两，麻黄春用九

钱，夏用六钱，秋用八钱，冬用一两，煎至一碗，温服，

即换衣穿之，以帛包裹头，必出臭汗，用荆芥汤洗浴，其

疮俱发出，不过三四日脱光，无毒，不发。

胡麻饮二百卅四

金银花　　赤茯苓　　明天麻　　胡麻各一两　　防风　　荆芥

羌活　　独活　　僵蚕　　连翘　　五加皮　　地骨皮　　当归　　黄芩

黄连　　杜仲　　牛膝　　黑牵牛　　米仁　　角刺各五钱

均作十帖，水煎服，每帖加土茯苓一两。

肉核油二百卅五

防风　　荆芥　　首乌　　花粉　　苦参各三两　　冷饭团一两

肥皂核肉四两　　猪脂油四两

水一碗，煎至半，作五六次服，如疮多不效，再一

服，全愈。忌铁器。

---

① 仙遗粮：三三本后有"即土茯苓"。

治结毒方二百卅六

朱砂五钱　雄黄　硫黄各七钱　乳香　没药各二钱

共为末，以黄占一两溶化为丸，卜子大。每服四厘，土茯苓四两，煎汤下，日进三次。

又方二百卅七

白砒①四两　雄黄一两　黄占一两　牛黄三分

共为末，作丸，重三分半②。空心，土茯苓煎汤下，一丸。

雷公散二百卅八　即再造散。

郁金　木香各五钱　大黄　朴硝　白丑半生半熟　角刺各一两

上为末，每服五钱，清晨面东，酒下，量人虚实、病势轻重缓急用之，服此之后，或虫如鱼脑鱼肠恶异之物而出，忌食一切毒味、发风动气、鲜腥盐物半月，其牛、马、驴、骡、雁、雉、禽、兽、糟物熏炙之类，终身忌之，惟鹿、麝可食。

醉仙散二百卅九

胡麻　牛蒡子　蔓荆子　枸杞子各一两　白蒺藜　苦参　防风　瓜蒌仁各五钱　荆芥二两　蛤粉　全蝎　藿香各七钱　麝香　乳香　没药各六钱　车米一两二钱　丢子半斤

上为末，每服二钱，酒下，日进三服。先服再造散，

卷

四

一三七

① 白砒：三三本作"四钱，宜减十成之八"。
② 三分半：三三为作"一分半"。

次服补剂，元气复还，然后复此，忌盐、酱、油、醋、鱼、椒、果子、烧炙之物，只可食淡粥、时菜。尤忌茄芥，惟乌梢蒸食最好。服之身如醉，齿中出血或臭水，乃见功。

神仙紫花丸二百四十　服前二方完，即服此方，三年方保无虞。

白花蛇一两，首乌、威灵仙、荆芥各四钱，麻黄二钱，胡麻一钱，蛇床子二钱，将六味剉碎，共蛇用无灰酒一大碗浸一夜，去蛇皮、骨，通晒，乃还原酒内，再浸再晒，酒尽方止，为末。加人参一两，木香、沉香各二钱五分①，当归七钱五分，天麻、牙皂各五钱，麝香三钱，乳香、没药各一钱，雄黄、辰砂各五钱，肉豆蔻一个，定风草二钱五分，还瞳子一两，俱不见火为末，防风、羌活、甘草、细辛、川芎、独活、苍术、芍药、枇杷叶、蒺藜、金银花、五加皮、白芷、苦参各五钱，胡麻、麻黄、牛膝、草乌、川乌、白附子、菖蒲各二钱五分②。

各为末，用丢子二斤去壳，入瓶内，以酒拌湿，箬纸密包，隔汤煮一日夜，黑烂，杵成膏，分作二分，每分入第一号药末六钱，第二号药末八钱，第三号药末一两五钱，和匀，糯米饭捣胶丸，桐子大，每服二十丸加至五六

---

① 沉香各二钱五分：三三本作"沉香各三钱五分"。
② 菖蒲各二钱五分：三三本作"菖蒲各三钱五分"。

十丸，鸡鸣、午夕、三时各一服，茶下。忌劳碌、房事、盐醋、糟鲜、海味、水果、辛辣之物。

芥朱丸二百四一　治紫黑瘫烂等症。

青萍　荆芥　苦参　土朱　白花蛇各四两

上为末，皂荚熬膏，丸桐子大，每服六十丸，茶下，毒从毛孔中出。

夺命丹二百四二　又名九龙丹。治诸大风。

草乌　首乌　没药　黄芩　禹余粮　威灵仙　蒺藜
菖蒲　天麻　蓖麻子各一两　雷丸　川椒　荆芥　胡麻
麻黄　牛蒡子　白花蛇　赤芍　全蝎　乌梢蛇各一两　乳
香　车米各三钱　蜈蚣一条　羌活　风藤各五两　木鳖子一两
五钱　苍术　丢子各半斤　皂荚一斤，剉碎

无灰酒浸一夜，去酒，以新汲水一碗，探取汁，银磁器内熬膏，丸桐子大，每服六十丸，茶下，面足觉痒乃药力至，不日全愈。

活血丹二百四三　治筋骨痛甚。

木香　乳香各一两　麝香　皂角各三钱　大风子四两

上为末，饭为丸，芡实大，每服五十丸，茶下。加至七八十丸。

羌活愈风汤二百四四　治肝肾虚败，筋骨软弱，语言蹇涩，精神昏倦，大能安养精神，调理阴阳。

羌活　甘草　防风　川芎　细辛　枳壳　熟地　人参
麻黄　薄荷　甘菊　当归　知母　黄芪　独活　白芷　杜

仲　秦艽　柴胡　半夏　厚朴　防己　前胡　地骨皮　枸杞子　蔓荆子各三分　黄芩　茯苓　芍药各四分半　石膏　苍术　生地各六分　桂枝一分五厘

水二钟，煎八分，天阴加生姜五片。欲利，加大黄三钱，欲汗，加麻黄一钱，姜五片，春冬加半夏，夏加知母、石膏，秋加白术。

防风通圣散二百四五

川芎　当归　荆芥　芍药　苍术　大黄　芒硝　滑石　山栀　石膏　桔梗　甘草　黄芩　薄荷　麻黄　连翘各等分

共为末，每服三钱，酒下，如饮片，姜枣煎服，以渣晒干，煎汤洗浴。

加减通圣散二百四六　病甚者服之。

防风　川芎　桔梗　枳壳　石膏　柴胡　黄连　羌活　连翘　生地　熟地　芍药　当归　薄荷　甘草　麻黄　滑石　黄芩各三钱　芒硝一两　角刺二两　风藤三两　荆芥穗五两

上药分作八服，每服用水二大碗，煎八分，空心服，日进三服，五六日后，方服紫花丸。

乌药顺气散二百四七　初起先服二十帖。

麻黄　陈皮　乌药各一两　僵蚕　川芎　枳壳　甘草　桔梗　白芷各一两二钱　干姜五钱

为粗末，煎服。为细末，姜汤送下三钱。

五积散二百四八　不拘前后，皆可服。

苍术一斤半　桔梗十二两　枳壳　陈皮　麻黄各六两
厚朴　干姜各四两　半夏二两五钱　芍药　白芷　川芎　当
归　白茯苓　甘草　官桂各二两

共为末，每服三钱，姜汤下。

小续命汤二百四九

麻黄　人参　黄芩　芍药　防己　桔梗　川芎　当归
附子　杏仁　甘草　石膏各七分　防风一钱

如中风无汗，倍麻黄、防风、杏仁。中风有汗恶风，
倍桂枝、芍药、杏仁。中风无汗，身热不恶寒，倍黄芩，
加干葛、桂枝。中风无汗身凉，倍甘草、附子，加干姜。
中风有汗不热，加桂枝，倍甘草、附子。中风六经混淆或
肢节挛痛麻木，加羌活、连翘。

校注后记

一、版本源流

《解围元薮》是明代医家沈之问集三代之经验撰成的，对后世医家治疗风癞病大有启发，然其生平史料颇少难以考证，实为遗憾，故笔者从其著作内容、学术影响角度及校注过程略作补充。

该书编成后不久即湮没，历200余年，于清嘉庆二十一年（1816），被吴越乐亭医家黄钟偶然所得。黄钟乃吴越名医，精通四诊，每有沉疴杂症，应手而起，被远近乡邻所传赞。是年秋，黄氏偶过孙敬伯斋中，孙君出示《解围元薮》一书。恰巧黄氏深感多年来临证风科一门奇方验者甚少，见此书如获珍宝，便出资购买，感叹"三十年来所想望而不可得者，至是而大慰"。为使沈氏大作得以济世寿物，黄钟多方筹措，集资以刊刻，并请无锡顾皋作序。顾皋，江苏无锡人，字晴芬，号缄石，历任翰林院侍读、左右庶子、侍讲学士、侍读学士。诗文高雅，工于书画，乃当时之文人名臣。顾皋对黄钟之医术、医德均大为赞扬，欣然作序，是书因此重现于世，被医家所推崇。

此次校注整理以《全国中医图书联合目录》作为检索工作的入手资料，系统梳理《解围元薮》的版本体系。①抄本：清康熙十年辛亥（1671）抄本，藏于中国中医科学院图书馆。其他抄本年代不明，分别收藏于陕西中医药大学图书馆、上海图书馆、上海辞书出版社图书馆、宁波市图书馆等处。②刻本：清嘉庆二十一年黄钟刻本，收藏于国家图书馆、首都图书馆、中国中医科学院图书馆、中华医学会上海分会图书馆等处。清刻本（具体时间不详），收藏于陕西中医药大学图书馆、上海图书馆、宁波市图书馆等处。

　　对上述版本信息进行核实、比对，将网络图书信息检索、实地考察等方法相结合，得出结论如下：①版本体系中最早的抄本清康熙十年辛亥本已经亡佚。②目前最早的版本是清嘉庆二十一年黄钟校刻本，收藏于中国中医科学院图书馆等处。上海古籍出版社2002年据此版本影印收录于《续修四库全书》。③清嘉庆孙敬德堂本，刊刻时间为嘉庆二十一年，经比对，目录排版、行文内容均与黄钟刻本一致，收藏于中华医学会上海分会图书馆，上海科技出版社1959年据此版本重校印行。④近代裘庆元1924年出版的辑校本后收录于《三三医书》中，所据版本不清，可能来自民间医生所藏。经与上述版本比对，缺少序言、目录，内容从正文部分开始，文字也略有出入。

二、学术思想概述

　　麻风病颇为人所畏恶，故对于麻风病人的诊疗施治，沈氏格外重视医德。他在《解围元薮·癞症总论》中写道："人患风癞，命悬旦夕，求医调治，死生攸关"，这时医家要"治风癞者，当敬畏天谴，毋贪诈欺苟且之财，害人之命"。风癞病自古本就难治，患者痛苦万分，医者当怀仁爱之心，汲汲营营，全力诊治，不可贪图钱财而轻视生命，否则有违大医精诚之本。欲成为一名良医，不仅要医德高尚，还得有高超的医技，这就要踏踏实实地读书，方可有成就。对于那些夸夸其谈、欺世盗名之辈，沈氏则提出了强烈批评，"不读方书，盗袭死方，欺罔奸佞，惟贪轻信，或倩人荐拔，妆点巧誉之言，即从而治之，岂不杀人乎！"况且风癞病临床症状变化多端，应仔细辨别，因证施治，而有些庸医证情不辨，方药不知，与杀人无异。是书之所以名为"解围元薮"，如沈氏所说："所论风癞之理，皆明此书，所治风癞之药，皆备此书，更无遗隙矣。用药如用兵，保厘如救命，疗人之病以复元命，解城之围以活苍生。轻重之殊，实元元之妙法，深渊之大泽也。故曰《解围元薮》云"。

沈氏对于麻风病源的认识，虽大体上仍未能超出"风""湿""虫"说，但其含义已与前人之见不尽相同。如明确指出麻风病是"传染所袭"，因此"滋蔓于世，相感而生"，具体又有"若父母素患恶疾，必精血有毒，交感于胚胎，传至于儿女"和"他人之毒……闻其污气，或对语言"之不同。在感受邪毒之气是否发病的问题上，沈氏非常强调人体正气强弱在形成传染中的决定性作用，"若人血气虚，脾胃弱，偶遇恶疾之人"，甚或"其如清晨未饮食之时犯之，祸不旋踵，百难逃一"。因此，养护人体正气非常重要，不可过劳，尤其是放浪形骸不知养生，危害甚大。

通过对麻风发病过程的周密观察，沈氏根据各种风病的性质、特征和轻重等进行证候划分。首倡麻风病以脏腑经络统之，开麻风病辨证论治之先河，提出风癞病治疗原则"治风之法，先散寒邪，次攻虫毒，次调元气，次养阴血，待风散虫死，血足气清之候，再拔疮秽，舒其筋而伸其挛，滋生毛发，则病愈不发，补益之药终身服之不可止"。通过临床验证，总结筛选，著录了249首方药，内容丰富，还包括外治疗法、祝由疗法。对于这些治法方药的认识可以作为我们下一步研究的重点，相信一定会对麻风病及其他皮肤类疾病的治疗大有裨益。

总 书 目

医 经

内经博议

内经精要

医经津渡

灵枢提要

素问提要

素灵微蕴

难经直解

内经评文灵枢

内经评文素问

内经素问校证

灵素节要浅注

素问灵枢类纂约注

清儒《内经》校记五种

勿听子俗解八十一难经

黄帝内经素问详注直讲全集

基础理论

运气商

运气易览

医学寻源

医学阶梯

医学辨正

病机纂要

脏腑性鉴

校注病机赋

内经运气病释

松菊堂医学溯源

脏腑证治图说人镜经

脏腑图书症治要言合璧

伤寒金匮

伤寒大白

伤寒分经

伤寒正宗

伤寒寻源

伤寒折衷

伤寒经注

伤寒指归

伤寒指掌

伤寒选录

伤寒绪论

伤寒源流

伤寒撮要

伤寒缵论

医宗承启

伤寒正医录

伤寒全生集

伤寒论证辨

伤寒论纲目

伤寒论直解

伤寒论类方

伤寒论特解

伤寒论集注（徐赤）

伤寒论集注（熊寿试）

伤寒微旨论

伤寒溯源集

伤寒启蒙集稿

伤寒尚论辨似

伤寒兼证析义

张卿子伤寒论

金匮要略正义

金匮要略直解

高注金匮要略

伤寒论大方图解

伤寒论辨证广注

伤寒活人指掌图

张仲景金匮要略

伤寒六书纂要辨疑

伤寒六经辨证治法

伤寒类书活人总括

订正仲景伤寒论释义

张仲景伤寒原文点精

伤寒活人指掌补注辨疑

脉诀汇辨

脉经直指

脉理正义

脉理存真

脉理宗经

脉镜须知

察病指南

崔真人脉诀

四诊脉鉴大全

删注脉诀规正

图注脉诀辨真

脉诀刊误集解

重订诊家直诀

人元脉影归指图说

脉诀指掌病式图说

脉学注释汇参证治

诊　　法

脉微

玉函经

外诊法

舌鉴辨正

医学辑要

脉义简摩

针灸推拿

针灸全生

针灸逢源

备急灸法

神灸经纶

推拿广意

传悟灵济录

小儿推拿秘诀

太乙神针心法

针灸素难要旨

杨敬斋针灸全书

本　草

药鉴

药镜

本草汇

本草便

法古录

食品集

上医本草

山居本草

长沙药解

本经经释

本经疏证

本草分经

本草正义

本草汇笺

本草汇纂

本草发明

本草发挥

本草约言

本草求原

本草明览

本草详节

本草洞诠

本草真诠

本草通玄

本草集要

本草辑要

本草纂要

识病捷法

药性纂要

药品化义

药理近考

食物本草

见心斋药录

分类草药性

本经序疏要

本经续疏证

本草经解要

青囊药性赋

分部本草妙用

本草二十四品

本草经疏辑要

本草乘雅半偈

生草药性备要

芷园臆草题药

新刻食鉴本草

类经证治本草

神农本草经赞

神农本经会通

神农本经校注

药性分类主治

艺林汇考饮食篇

本草纲目易知录

汤液本草经雅正

新刊药性要略大全

淑景堂改订注释寒热温平药性赋

方　书

医便

卫生编

袖珍方

仁术便览

古方汇精

圣济总录

众妙仙方

李氏医鉴

医方丛话

医方约说

医方便览

乾坤生意

悬袖便方

救急易方

程氏释方

集古良方

摄生总论

辨症良方

活人心法（朱权）

卫生家宝方

寿世简便集

医方大成论

医方考绳愆

鸡峰普济方

饲鹤亭集方

临症经验方

思济堂方书

济世碎金方

揣摩有得集

亟斋急应奇方

乾坤生意秘韫

简易普济良方

内外验方秘传

名方类证医书大全

新编南北经验医方大成

临证综合

医级

医悟

丹台玉案

玉机辨症

古今医诗

本草权度

弄丸心法

医林绳墨

医学碎金

医学粹精

医宗备要

医宗宝镜

医宗撮精

医经小学

医垒元戎

医家四要

证治要义

松厓医径

扁鹊心书

素仙简要

慎斋遗书

折肱漫录

丹溪心法附余

IV

方氏脉症正宗

世医通变要法

医林绳墨大全

医林纂要探源

普济内外全书

医方一盘珠全集

医林口谱六法秘书

温 病

伤暑论

温证指归

瘟疫发源

医寄伏阴论

温热论笺正

温热病指南集

寒瘟条辨摘要

内 科

医镜

内科摘录

证因通考

解围元数

燥气总论

医法征验录

医略十三篇

琅嬛青囊要

医林类证集要

林氏活人录汇编

罗太无口授三法

芷园素社痎疟论疏

女 科

广生编

仁寿镜

树蕙编

女科指掌

女科撮要

广嗣全诀

广嗣要语

广嗣须知

宁坤秘籍

孕育玄机

妇科玉尺

妇科百辨

妇科良方

妇科备考

妇科宝案

妇科指归

求嗣指源

坤元是保

坤中之要

祈嗣真诠

种子心法

济阴近编

济阴宝筏

秘传女科

秘珍济阴

女科万金方

彤园妇人科

女科百效全书

叶氏女科证治

妇科秘兰全书

宋氏女科撮要

茅氏女科秘方

节斋公胎产医案

秘传内府经验女科

儿　科

婴儿论

幼科折衷

幼科指归

全幼心鉴

保婴全方

保婴撮要

活幼口议

活幼心书

小儿病源方论

幼科医学指南

痘疹活幼心法

新刻幼科百效全书

补要袖珍小儿方论

儿科推拿摘要辨症指南

外　科

大河外科

外科真诠

枕藏外科

外科明隐集

外科集验方

外证医案汇编

外科百效全书

外科活人定本

外科秘授著要

疮疡经验全书

外科心法真验指掌

片石居疡科治法辑要

伤　科

伤科方书

接骨全书

跌打大全

全身骨图考正

眼　科

目经大成

目科捷径

眼科启明

眼科要旨

眼科阐微

眼科集成

眼科纂要

银海指南

明目神验方

银海精微补

医理折衷目科

证治准绳眼科

鸿飞集论眼科

眼科开光易简秘本

眼科正宗原机启微

咽喉口齿

咽喉论

咽喉秘集

喉科心法

喉科杓指

喉科枕秘

喉科秘钥

咽喉经验秘传

养　　生

易筋经

山居四要

寿世新编

厚生训纂

修龄要指

香奁润色

养生四要

养生类纂

神仙服饵

尊生要旨

黄庭内景五脏六腑补泻图

医案医话医论

纪恩录

胃气论

北行日记

李翁医记

两都医案

医案梦记

医源经旨

沈氏医案

易氏医按

高氏医案

温氏医案

鲁峰医案

赖氏脉案

瞻山医案

旧德堂医案

医论三十篇

医学穷源集

吴门治验录

沈芊绿医案

诊余举隅录

得心集医案

程原仲医案

心太平轩医案

东皋草堂医案

冰壑老人医案

芷园臆草存案

陆氏三世医验

罗谦甫治验案

周慎斋医案稿

临证医案笔记

丁授堂先生医案

张梦庐先生医案

养性轩临证医案

养新堂医论读本

祝茹穹先生医印

谦益斋外科医案

太医局诸科程文格

古今医家经论汇编

莲斋医意立斋案疏

医　史

医学读书志

医学读书附志

综　合

元汇医镜

平法寓言

寿芝医略

杏苑生春

医林正印

医法青篇

医学五则

医学汇函

医学集成

医经允中

医钞类编

证治合参

宝命真诠

活人心法（刘以仁）

家藏蒙筌

心印绀珠经

雪潭居医约

嵩厓尊生书

医书汇参辑成

罗氏会约医镜

罗浩医书二种

景岳全书发挥

新刊医学集成

寿身小补家藏

胡文焕医书三种

铁如意轩医书四种

脉药联珠药性食物考

汉阳叶氏丛刻医集二种